RECHERCHES PSYCHOLOGIQUES

SUR LA CAUSE DES PHÉNOMÈNES EXTRAORDINAIRES OBSERVÉS CHEZ LES MODERNES VOYANS, IMPROPREMENT DITS SOMNAMBULES MAGNÉTIQUES,

ou

CORRESPONDANCE

SUR LE

MAGNÉTISME VITAL,

ENTRE UN SOLITAIRE ET M. DELEUZE,

BIBLIOTHÉCAIRE DU MUSÉUM A PARIS.

Ouvrage destiné aux progrès de la science de l'homme, et dédié à la mémoire de M. DELEUZE.

PAR G. P. BILLOT, DOCTEUR EN MÉDECINE, Associé-correspondant de plusieurs Sociétés savantes.

TOME II.

PARIS,

ALBANEL ET MARTIN, Libraires, éditeurs, rue Pavée-St.-André-des-Arts, N° 14. — 1839.

CORRESPONDANCE

SUR

LE MAGNÉTISME VITAL.

CORRESPONDANCE

ENTRE

UN SOLITAIRE ET M. DELEUZE.

LETTRE IX.

—

LE SOLITAIRE, A M. DELEUZE.

Monsieur et respectable Ami,

Il se présente une occasion, et je la saisis avec empressement pour vous faire l'envoi d'un quatrième Mémoire, dont le contenu viendra à l'appui de tout ce que j'ai eu l'honneur de vous dire relativement à l'intervention des esprits dans les phénomènes magnétiques. Je devais le joindre

2.   I

à ma dernière lettre, mais, je n'ai pu suivre en cela mes désirs. Veuillez bien le lire avec attention, et j'espère que les preuves matérielles qu'il contient feront sur vous l'effet que je désire bien sincèrement qu'elles produisent.

Je n'ai que le temps de vous renouveller l'assurance, etc.

Le Solitaire.

De ma Solitude, le 30 septembre 1831.

4ᵐᵉ MÉMOIRE THÉOPSYCHOLOGIQUE.

—

PREUVES MATÉRIELLES

DE L'INTERVENTION DES ESPRITS DANS LES PHÉNOMÈNES DU SOMNAMBULISME DIT MAGNÉTIQUE.

—

Monsieur ,

Les bases sur lesquelles je fonde la doctrine que je professe, c'est-à-dire, l'existence des esprits et leur influence dans les phénomènes du somnambulisme, ne vous ont point paru jusqu'ici être assez prouvées, pour déterminer votre conviction en faveur de notre théorie, et vous faire renoncer à celle qu'une pratique magnétique de 30 à 40 années vous a fait adopter.

Les nouvelles Observations que j'ai l'honneur
de mettre aujourd'hui sous vos yeux, vont-elles
vous fournir des preuves telles que vous les exigez
pour votre entière conviction? Je le pense, je le
désire, et vous en conviendrez sans doute; car
c'est pour vous que je les écris, et c'est à vous,
mon respectable ami, que je les adresse. En vain
le plus obstiné sceptique voudrait-il soutenir que
ce sont encore ici des illusions, des visions, des
rêves d'une imagination exaltée. Non; il ne le
dira pas; mais il dira plus; car tranchant le mot,
je l'entends s'écrier : *Ce sont des impostures.*

Quoiqu'on en pense, et quoiqu'on en dise,
ma plume ne tracera pas moins l'exposé de ce
que j'ai vu et touché, et de ce que mes co-socié-
taires ont vu et touché comme moi.

Je prends Dieu à témoin de la vérité du contenu
des Observations qui vont suivre. C'est du merveilleux, sans doute, et plus que du merveilleux;
car c'est non-seulement du *Magnatique*, mais encore du *Théomagnatique*. Eh, bien! c'est précisément à ce caractère distinctif, à ce type spécial,
que l'observateur et le lecteur impartial recon-
naîtront que ces phénomènes ne peuvent être
classés parmi les faits naturels ordinaires, mais,
qu'ils découlent nécessairement d'une cause in-

connue qu'on s'obstinerait vainement à vouloir méconnaître.

Je dois, Monsieur, vous rappeler ici ce que j'ai dit dans les prolégomènes qui précèdent mon premier Mémoire, sur la fille Mathieu ; savoir : que dans la recherche de la cause des phéno-mènes, qui font le sujet de notre polémique, je ne suivrai d'autre méthode que celle qu'exige impérieusement notre siècle ; c'est-à-dire, que la vérité ressortira des seules démonstrations ma-térielles, et tombera sous les sens par suite de l'observation et de l'expérience. Je tiens parole. Voici les faits.

1re OBSERVATION.

———

Une dame (*) frappée depuis quelque-temps de cécité incomplète, sollicitait auprès de nos somnambules quelques secours pour arrêter les

———

(*) C'est la même dont il est parlé dans la deuxième Obser-vation du troisième Mémoire précédent. (Voyez page 279, tome 1.)

progrès de l'amaurose qui, bientôt ne lui lais-
serait plus distinguer la clarté des ténèbres,
lorsqu'un jour de séance (17 octobre 1820) la
somnambule consultée dit : « Une jeune vierge
» me présente une plante..... elle est toute en
» fleurs...... je ne la connais point..... on ne
» m'en dit pas le nom...... cependant, elle est
» nécessaire à Madame J**. »

D. Où la trouver, lui dis-je ? car nous n'avons
aucune plante en floraison à la campagne dans la
saison froide où nous sommes. Faudra-t-il aller
la chercher loin d'ici ?

R. Ne vous en inquiétez point, répondit la
somnambule, on nous la procurera s'il le faut.

Et comme nous insistions pour savoir dans quel
endroit la jeune vierge voudrait bien nous l'indiquer, la dame aveugle qui se trouvait en présence devant la somnambule, s'écria : « Mais,
» mon Dieu ! j'en palpe une toute en fleur sur
» mon tablier, on vient de l'y déposer.... Voyez-
» donc, Virginie ! (c'est le nom de la somnambule),
» voyez ! serait-ce celle qu'on vous présentait
» tantôt ? — Oui, Madame, c'est bien celle-là
» même, répondit Virginie ; que chacun de nous
» loue et bénisse Dieu de cette faveur. »

J'examine alors la plante. C'était un arbustule à-peu-près comme une plante moyenne de thym. Ses fleurs labiées en épis, donnaient une odeur délicieuse. Elle me parût être le thym de Crète. *Thymus capilatus dionoridis (Pin) Satureia capilata (Linn.)* D'où venait cette plante ? de son pays natal ? ou bien de quelque serre chaude ? c'est ce qu'on n'a pas su ; mais ce que je sais fort bien, c'est que j'en possède une tige que la jeune vierge ne m'accorda qu'après des grandes prières.

Cette première Observation ne prouve-t-elle d'une manière irrécusable le spiritualisme ? a-t-elle besoin de commentaire ? ne met-elle pas en défaut toute théorie différente de celle que nous exposons ? avons-nous tort de dire qu'elle est la seule qui puisse donner une raison satisfaisante d'un phénomène si extraordinaire ?

Mais, nous avons des nouvelles preuves également toutes matérielles en faveur de la même doctrine. L'Observation suivante présente un phénomène qui a un caractère encore plus mystérieux que le précédent. Le voici :

2me OBSERVATION.

—

Du 5 mars 1819, à 4 heures de l'après-midi.

Cette séance est remarquable, en ce que nous
avions, ce jour là, trois somnambules placés de
front sur la même ligne, dans l'état théomagnatique, dont deux personnes du sexe et un homme
marié. Tous les trois voyaient les mêmes objets
annoncés tantôt par l'un, tantôt par l'autre. Vers
le milieu de la séance, une des voyantes s'écrie :
» Voilà la colombe qui arrive, elle est blanche
» comme la neige...... elle voltige dans l'appar-
» tement, tenant quelque chose dans son bec.....
» c'est un papier, prions..... (*Quelques minutes*
» *de silence......*) Puis elle ajoute : Le voilà,
» ce papier qu'elle a laissé tomber aux pieds de
» Madame J*** (la dame aveugle.) » Soudain je
le ramasse, il répand une odeur suave. Je l'ouvre,
et je trouve des petits morceaux d'ossemens collés
sur trois petites bandes d'un papier imprimé. Sur
l'une, on lit : *sainte Maxime* ; sur l'autre, *sainte
Sabine* ; et sur la troisième, *plusieurs Martyrs*.

D. Pour qui sont ces reliques , dis-je alors à la voyante?

R. Pour moi et pour vous tous ; pour moi, parce que je dois les garder ; pour vous , parce que c'est pour soutenir et ranimer votre foi, qu'ils ont été apportés par la colombe.

RÉFLEXIONS ET REMARQUES

SUR CETTE OBSERVATION.

On voit par les expressions de la somnambule que ce n'était point la première fois que la colombe paraissait. Je pourrais multiplier les citations. Nos éphémérides fourmillent de ces faits.

Il n'y a point ici d'illusion, et il ne peut y en avoir. Ce n'est pas au dire des somnambules qu'on s'en rapporte; mais bien aux yeux, au tact, à l'odorat de toutes les personnes présentes à la séance. L'enthousiasme même ne s'y trouve plus. Il ne peut y en avoir pour le merveilleux lorsque celui-ci est journalier. Il en est de même pour

l'homme en général, à l'égard de toutes les merveilles de la création. Hélas! Monsieur! qui mieux
que vous est à portée de juger des progrès de
l'indifférence pour le magnifique spectacle de la
nature? Loin de moi, cependant, cette apathie
du siècle ; car pour alléger le poids de la grati-
tude dont mon ame est accablée, et m'acquitter
autant qu'il est en moi du devoir de la piété filiale
envers le Tout-Puissant, qui m'a comblé de ses
faveurs, je ne saurais jamais assez publier les
merveilles dont il m'a rendu témoin, et répéter
avec le Prophète-roi : « C'est parce que la vérité
» vous est chère, ô mon Dieu ! que vous m'avez
» révélé les secrets de votre haute science. »
(*Sapientiæ tuæ*, etc., *Psalm.* L, ℣. 6.)

Je prévois d'avance toutes les réflexions et
objections que peuvent faire naître de pareils faits;
mais je n'ai qu'un mot à répliquer : ces faits, ou
on les croit vrais, ou on les croit faux. Dans ce
dernier cas, je suis un imposteur, et dès-lors,
toute polémique doit cesser. Mais, si on les croit
vrais, à quelle théorie reçue en France peut-on
les rattacher? A aucune. En effet, serait-ce la
force, l'énergie de la volonté du magnétiseur qui
aurait suscité des pareils phénomènes ? mais celui
de la société à laquelle je fus admis, n'était,
ai-je dit, qu'un ancien manouvrier mesmérien,

dont le savoir se bornait à souffler sur la somnambule son fluide avec sa baguette d'acier. Sitôt
endormie, celle-ci ne recevait plus d'influence de
la part de son magnétiseur qui, le plus souvent
allait se blottir dans un coin de l'appartement
pour y sommeiller, sans plus s'enquérir de ce qui
se passait. Mais aurait-il eu, Monsieur, toute la
force magnétique dont vous faites honneur à
M. le comte de G** et à M. le docteur***, qu'on
lui contesterait toujours la puissance d'opérer de
pareils prodiges.

Serait-ce donc à quelque faculté latente de la
somnambule, qu'il faut attribuer cette puissance?
Aucun magnétiseur n'osera le soutenir. Cependant
j'entends la voix du philosophe du jour qui me
crie : « Répétez l'expérience ? montrez-moi les
» faits ; j'y croirai quand je les aurai vus. —
» Gardez-vous-en bien, dit une autre voix ; c'est
» celle de M. M*** de la Marne, ces faits ne sont
» que trop vrais, parce qu'ils sont l'œuvre du
» démon. » — Pour répéter l'expérience et obtenir les mêmes résultats, dis-je au philosophe, il
faudrait en avoir le pouvoir. Or, cette puissance,
ni le magnétiseur, ni le magnétisé ne la possèdent point ; elle vient d'en-haut. — Vous vous
trompez, réplique M. M*** de la Marne ; elle
vient d'en-bas. — Eh ! bien soit. D'en-bas ou

d'en-haut, toujours est-il vrai qu'il n'est point au pouvoir du magnétiseur, ni du magnétisé de produire de tels prodiges ou prestiges. Ainsi, vous, M. le philosophe, vous ferez toujours des vaines recherches, vous ne ferez jamais du Magnétisme une science positive telle que vous l'entendez; et vous M. M*** de la Marne, répondez; lorsqu'une société, à chaque ouverture de ses séances, invoque les lumières de l'Esprit-Saint, lorsque, dans l'intention d'en éloigner *absolument l'adversaire*, elle récite entr'autres prières, le Psaume 67 : *Exurgat Deus et dissipentur inimici ejus, etc.* Prend-elle par-là un moyen d'évoquer, ou d'invoquer l'esprit de Python? et cet esprit, lorsqu'il apparaît aux hommes, s'est-il jamais montré sous la forme d'une colombe blanche comme la neige, et portant en son bec des reliques de saints martyrs, dans l'intention de ranimer la foi des sociétaires? Si c'est-là l'œuvre de Python, il a donc changé de métier!!!

Je bornerai ici, mon respectable correspondant, mes Observations et citations; car elles prouvent de la manière la plus positive l'intervention d'une puissance spirituelle dans les phénomènes du sommeil magnétique.

Veuillez bien, si vous me croyez dans l'erreur,

m'en donner une explication satisfaisante , autre
que celle que je crois la seule véritable.

Je vous laisse à vos réflexions.

Votre tout dévoué , etc.

Le Solitaire.

De ma Solitude , le 30 septembre 1831.

RÉPONSE.

———

M. DELEUZE, AU SOLITAIRE.

Paris, 6 novembre 1831.

MONSIEUR,

Vous devez être surpris de n'avoir pas encore reçu ma réponse aux lettres que vous m'avez fait l'honneur de m'écrire, et mes remercîmens pour les manuscrits si curieux et si intéressans que vous avez eu la bonté d'y joindre. Ce retard tient à des circonstances imprévues qui m'ont beaucoup contrarié.

D'abord, j'ai reçu plus tard que vous ne l'aviez cru vos lettres et les Mémoires. Le tout ne m'est parvenu que le 16 octobre dernier. J'étais alors

chargé d'un travail très-pressé pour l'arrangement
de la bibliothèque du Muséum ; et ce travail était
à peine fini que par suite de la fatigue et du froid
qui m'a saisi , j'ai été pris d'un catarrhe avec
maux de tête qui , pendant trois semaines ne m'a
pas laissé la liberté de travailler.

Aussitôt que je me suis trouvé mieux , mon
premier devoir a été de vous écrire. Mais auparavant , j'ai cru devoir lire et relire avec attention toutes vos lettres et observations pour mieux
saisir la liaison de vos idées , les développemens
de votre système et les rapports qui existent
entre les phénomènes dont vous m'avez rendu
compte. Je ne me suis pas borné à une seule
lecture ; il ne suffisait pas de connaître les faits ,
il fallait en examiner les conséquences ; et c'est
à mon grand regret que je me suis vu souvent
dérangé par des occupations de devoir. D'un autre
côté , ma santé affaiblie , mon âge et les inquiétudes que me cause la situation actuelle de la
France , les troubles dont nous sommes menacés
et ceux qui se sont renouvelés plusieurs fois ne
me laissent plus la même tranquillité , ni la même
capacité d'attention. Veuillez donc m'excuser ,
et recevoir l'expression de ma reconnaissance
pour la confiance que vous m'avez accordée et
la peine que vous avez prise pour extraire de

vos cahiers tout ce que vous avez observé de plus merveilleux.

Je puis vous affirmer que si mes 79 ans , et l'état de ma santé n'y avaient mis un obstacle invincible , j'aurais demandé ici un congé pour aller passer quelques jours avec vous ; ni la dépense du voyage , ni la crainte de la fatigue ne m'auraient arrêté , et j'aurais en même-temps vu le pays qui m'a vu naître.

Vous ne sauriez imaginer combien je suis contrarié de ne pouvoir vaincre les obstacles qui me retiennent ici. Votre correspondance est sans doute une consolation pour moi, mais elle ne peut suppléer à des communications verbales, aux instructions que vous pourriez me donner, aux réponses que vous feriez à mes objections. Je vous déclare que je ne puis douter des faits que vous me racontez , ni même supposer qu'il y ait la moindre exagération dans ce que vous me dites ; vous avez d'ailleurs une logique extrèmement forte ; vous accumulez les preuves, et si je ne puis admettre votre système et toutes les conséquences que vous tirez des faits que vous avez vus , ce n'est pas que je ne reconnaisse la justesse de votre esprit, et la sincérité de vos opinions ; mais c'est parce que je trouve des ob-

jections également appuyées sur des faits , et qui
pour moi sont sans réplique ; je me flatte que
vous ne m'en aimerez , ni ne m'en estimerez
pas moins pour cela.

Je n'aurai pas aujourd'hui le loisir d'entrer
dans beaucoup de détails , mais j'y reviendrai si
vous me permettez de vous parler avec une entière
franchise. Vous ne sauriez croire à quel degré se
porte ma considération pour vous , pour votre
dévouement au bien , pour l'élévation de vos sentimens , et pour les talens dont toutes vos lettres
me donnent de nouvelles preuves ; mais vous me
transportez dans un monde nouveau , et je ne
puis renoncer à des idées , à une manière de voir
que j'ai adoptées depuis 30 ans. Je respecte ,
j'admire vos sentimens religieux ; car, c'est au
Magnétisme que je dois aussi mon retour au christianisme ; mais ces sentimens ne sont pas pour
moi appuyés sur le genre de preuves qui vous a
fait tant d'impression.

Le Magnétisme démontre la spiritualité de
l'ame et son immortalité ; il prouve la possibilité
de la communication des intelligences séparées
de la matière avec celles qui lui sont encore unies,
mais il ne m'a jamais présenté des phénomènes
qui m'aient convaincu que cette possibilité se

réalise souvent, et je ne crois point qu'elle soit la cause de plusieurs phénomènes magnétiques, ni qu'elle en offre l'explication la plus satisfaisante. Je reviendrai sur ce sujet. Mais avant, je crois devoir vous dire encore un mot sur la bonté, la confiance et le zèle avec lesquels vous m'avez révélé et vos opinions et les faits qui les appuyent. J'ai communiqué quelques passages de vos lettres et mémoires à des personnes dont je suis sûr, et qui connaissent le Magnétisme encore mieux que moi. Mais, je l'ai fait avec beaucoup de discrétion. Je ne sais si vous avez le projet de publier vos Observations et le système que vous avez adopté pour expliquer les phénomènes qu'elles vous ont présentées. Votre conviction devrait, ce me semble, vous y déterminer. On ne doit pas cacher la vérité, ou ce qu'on croit être la vérité, lorsque la publication peut avoir des résultats utiles ; car je ne crois pas que personne ait eu les mêmes idées. Toutefois cette conviction de l'utilité des résultats est une condition essentielle qui peut vous imposer une certaine réserve ; car parmi les faits que vous citez, il en est quelques-uns de si extraordinaires qu'ils seraient rejetés par le plus grand nombre de ceux à qui vous les donneriez en preuve de votre système. Peut-être pourriez-vous mettre sur la voie pour les reproduire. Je me propose de vous communiquer

quelques Observations à ce sujet, en vous faisant
part de quelques notes sur les faits merveilleux
que vous avez bien voulu me communiquer. Vous
me demandez si je n'ai pas vu des faits analogues
à ceux-là. Je dois vous répondre que non ; mais
des personnes dignes de toute ma confiance,
m'en ont raconté quoique en petit nombre. En
voici un qui m'a singulièrement étonné à cause
de la circonstance et de l'à-propos.

J'ai eu ce matin la visite d'un médecin fort
distingué, homme d'esprit, qui a lu plusieurs
Mémoires à l'Académie des Sciences. Il venait
pour me parler du Magnétisme. Je lui ai raconté
quelques faits que je tiens de vous, sans pourtant
vous nommer. Il m'a répondu qu'il n'en était pas
étonné, et il m'a cité un grand nombre de faits
analogues que lui ont présenté plusieurs somnambules. Vous jugez que j'ai été bien surpris, et
que notre conversation a eu le plus grand intérêt.
Entre autres phénomènes, il m'a cité celui d'objets
matériels que la somnambule fesait arriver devant
lui, ce qui est du même ordre que la branche
de Thym de Crète et autres objets miraculeu-
sement arrivés devant vous.

Je ne sais que penser de tout cela ; mais je
suis bien sûr de la sincérité de mon médecin,

comme je le suis de la vôtre. Les somnambules
dont il m'a parlé n'ont jamais été en communication avec des êtres spirituels, mais il ne croit
pas que la chose soit impossible. Quant à moi,
il m'est impossible de concevoir que des êtres
purement spirituels puissent mouvoir et transporter des objets matériels. Il faut des organes
physiques pour cela. Que des esprits commu-
niquent avec notre ame qui est spirituelle, cela
est tout simple ; mais s'ils pouvaient agir sur la
matière inanimée, tout l'ordre de la nature serait
renversé. Je n'ose plus rien nier, et cependant,
si j'avais été moi-même témoin de pareils faits,
j'aurais encore des doutes sur la cause.

Ce que le Magnétisme, ai-je dit, paraît démontrer rigoureusement, c'est la spiritualité de
l'ame, et par suite, son existence après la mort,
c'est-à-dire, l'immortalité. C'est encore que dans
l'extase et le somnambulisme, elle peut acquérir
des connaissances et découvrir beaucoup de vérités sans le secours des organes dont elle se sert
dans l'état ordinaire. C'est, enfin, que les ames
séparées du corps, peuvent, dans certains cas, se
mettre en rapport avec les êtres vivans, et leur
communiquer leurs sentimens et leurs pensées ;
du moins la possibilité de cette communication
est infiniment probable. L'étude des phénomènes

du somnambulisme est sous ce rapport plus importante et plus utile que sous celui de la guérison
des maladies.

J'ai connu une demoiselle de beaucoup d'esprit
et du plus grand mérite sous tous les rapports,
mais qui ne croyait nullement à la religion : elle
fut malade, je la magnétisai et la rendis somnambule. Dans cet état, elle me dit d'écrire,
et elle me dicta des réflexions admirables sur la
vérité et la nécessité de la religion. Elle y joignit
un réglement de vie à son usage, et lorsqu'elle
eût fini sa dictée, elle me dit : Placez ce papier
dans mon bureau, où je le trouverai à mon
réveil ; mais qu'il ne vous arrive jamais de m'en
parler quand je serai éveillée. Quelques jours
après, elle alla s'adresser à un prêtre qui lui fit
remplir ses devoirs religieux, et sa conduite fut
celle d'une sainte. J'étais alors imbu de la philosophie du xviiie siècle ; elle entreprit de me
convertir, et les discours qu'elle m'adressa tous
les jours pendant son sommeil magnétique, sont
ce qu'en ma vie j'ai entendu de plus éloquent et
de plus touchant. Ses intentions furent remplies,
et ce fut elle qui me ramena à la foi catholique
à laquelle je me suis rattaché. Cette demoiselle
est morte ; je n'oublierai jamais les obligations
que je lui ai. C'était un être céleste, elle se sentait

inspirée ; mais elle ne se croyait pas en relation avec les anges. J'ai plusieurs exemples de personnes ainsi ramenées à la religion , par l'observation des phénomènes du Magnétisme , et de ce nombre , je puis citer les trois messieurs de Puységur.

Les phénomènes du somnambulisme prouvent évidemment , qu'il y a dans l'ame humaine des facultés latentes , qui se développent dans cet état sans le secours des organes dont nous fesons usage dans l'état de veille ; mais il ne s'en suit pas, que les nouvelles connaissances que montrent les somnambules , soient dues à des communications avec d'autres intelligences.

Dans l'état de somnambulisme, il arrive souvent que plusieurs facultés s'exaltent ; la mémoire rappelle des idées ou des faits entièrement oubliés ; l'imagination s'ouvre un chemin immense ; les rapports des objets sont rapidement aperçus , la prévision se montre , les effets sont devinés par la vue des causes , la pensée se communique sans le secours des organes et sans signe extérieur. Mais je ne crois pas qu'il se montre, ni qu'on remarque aucune connaissance , aucune opinion dont ni le magnétiseur , ni le magnétisé n'auraient déjà le germe. Ainsi , je suis convaincu que si

l'on magnétisait à Constantinople les femmes du
sérail, on aurait de très-bonnes somnambules ;
mais aucunes d'elles ne parleraient du christianisme à moins que le magnétiseur ne fut chrétien.

M. Jaboun, colon de la Guadeloupe, dont j'ai
parlé dans ma Lettre du 17 octobre 1730, (*)
avait lu mon Instruction pratique, dont j'avais
envoyé un exemplaire à un cousin que j'ai dans
cette île. Il essaya de magnétiser plusieurs de ses
nègres, et il eut des somnambules très-lucides.
L'un d'eux, je vous l'ai dit, l'informait de tout ce
qui se passait dans son habitation. Il lui rendit des
grands services. En venant à Paris, il a ramené
une femme française et somnambule qui avait
demandé à revenir en France. Cette femme, mise
en somnambulisme par M. le docteur Chap.**
nous a rendu compte du deuxième voyage de
M. Jaboun, et nous avons appris d'elle qu'il y
avait à la Martinique une révolte de nègres, et
qu'on prenait à la Guadeloupe des précautions
pour éviter le même malheur. Cette nouvelle
s'est confirmée ; mais c'est seulement un mois
après que nous l'avons apprise par les gazettes.
Dans tout cela je ne vois rien qui annonce une
communication avec des intelligences. Je sais

(*) Page 145, tome 1.

que plusieurs faits prouvent ces communications et que l'ensemble de ces faits en prouve la possibilité, mais il n'en est pas moins vrai que ces faits sont rares, et qu'ils ne sont pas la cause de la clairvoyance de la plus part des somnambules. Les faits que vous m'avez racontés sont d'un'autre ordre ; je ne puis mettre en doute la vérité de vos assertions, mais d'autres causes, et le développement des facultés latentes dans l'ame humaine, ont aussi leur influence, et produisent des effets merveilleux.

Les facultés des somnambules sont extrêmement variées, leur lucidité se montre à divers degrés, et elle se trouve souvent limitée à certains objets. Quand aux opinions, elles sont souvent déterminées par celles du magnétiseur ou par celles d'autres somnambules.

Ainsi la clairvoyance se borne chez un grand nombre à voir leurs maux et à indiquer les remèdes qui leur conviennent. Souvent ils voient le mal des autres qu'ils sentent en se palpant eux-mêmes. Cette clairvoyance les rend propres à guérir les malades avec lesquels on les met en rapport. D'autres voient à distance ; il en est qui lisent dans la pensée. Il en est qui lisent très-distinctement, les yeux fermés, une lettre cachetée. Il en est qui connaissent le caractère et les intentions de quelques personnes connues de leur magnétiseur.

Ainsi, M. Gréa fils fut averti par un somnambule que deux personnes que ledit somnambule n'avait jamais vues, trompaient M. Gréa son père, qui habitait à 20 lieues de là, et allaient l'engager dans une mauvaise affaire. Il ajouta que ces deux personnes s'occupaient en ce moment de M. Gréa fils, et que c'était pour cela qu'il les voyait et qu'il les entendait.

Le somnambule donna à M. Gréa fils le conseil de partir de suite pour aller voir et détromper son père qui était leur dupe. M. Gréa partit ; il arriva à temps pour empêcher une mauvaise affaire. C'est de lui que je tiens ce fait.

Plusieurs somnambules ont une lucidité qu'on ne pourrait avoir dans l'état de veille, mais cependant très-imparfaite. Cette lucidité se développe graduellement dans la suite des séances ; elle s'affaiblit souvent à l'approche de la guérison. Il est des somnambules admirables par leur bonté et leur dévouement, qui veulent même prendre le mal de leurs malades pour les en délivrer. J'ai vu ainsi prendre la fièvre et les douleurs d'un malade. J'en connais une qui, conduite à 4 lieues pour voir un enfant malade, jugea qu'il fallait le ramener à Paris chez sa mère, où il serait mieux soigné qu'à sa pension. Les médecins dirent qu'il serait dangereux de le transporter ; mais fort heureusement la mère se rendit aux avis de la somnambule. Celle-ci monta en voiture, et fit mettre sur ses genoux l'enfant malade. Elle prit la fièvre qu'elle garda toute la journée , et l'enfant fut guéri après quelques jours de traitement.

D'autres somnambules s'occupent de leurs intérêts particuliers ; ils sont très-jaloux , ils ont beaucoup de vanité. Il en est, et c'est le plus grand nombre qui ont une extrême pureté ; mais j'en ai vu aussi qui avaient des dispositions bien différentes, et qui cherchaient même à séduire leur magnétiseur. J'en ai vu et entendu une , composant et chantant des chansons si peu décentes , que le magnétiseur, homme de mérite, fut obligé de l'interrompre et de la reprimander fortement. Il est enfin un état qu'on a nommé *extase*, dans lequel le corps devient insensible , tandis que l'esprit ou l'ame acquiert un développement merveilleux.

Alors il n'y a plus rien de terrestre ; l'ame semble se séparer du corps, et je crois qu'il serait

dangereux de prolonger cet état, surtout lorsque
le pouls se ralentit, que la respiration devient
très-lente, et que le somnambule devient indé-
pendant du magnétiseur. Dans cet état d'extase,
il est des somnambules qui se croient en relation
directe avec les anges ou avec des intelligences
séparées de la matière. Ils les voient, ils les en-
tendent et ils leur attribuent les révélations et les
instructions qui se présentent à leur imagination.
Si d'autres somnambules sont mis en rapport avec
eux, ils sont disposés à avoir les mêmes idées
surtout si le magnétiseur en est lui-même persuadé.

Entre le premier degré de somnambulisme
dans lequel la lucidité est imparfaite et bornée à
un petit nombre d'objets, mais qui néanmoins
est bien distinct de l'état de veille, et le dernier
degré dans lequel on connaît la pensée, dans lequel
on voit à distance, et même dans l'avenir ; dans
lequel, enfin, se présente l'extase, il y a une
différence immense. Mais le principe est le même,
et si les phénomènes du dernier degré doivent être
attribués à la communication avec des esprits,
les plus simples devraient avoir la même cause.
La somnambule qui dit simplement qu'elle a le
ver solitaire, devrait être inspirée comme celle
qui voit les choses les plus secrètes, et montre
une clairvoyance merveilleuse. C'est ce qu'on ne

peut supposer. Il est plus naturel d'admettre qu'il existe des facultés latentes dans l'ame humaine, et que ces facultés se manifestent dans l'état de somnambulisme, où l'ame ne se sert plus des organes extérieurs, mais agit sans leur secours, ou même en se dégageant de la matière. D'après ce principe, on voit une gradation entre les phénomènes les plus simples et ceux qui sont le plus merveilleux.

Lorsque ces facultés s'exaltent jusqu'à un certain point, l'imagination peut jouer son rôle, voir souvent des choses extraordinaires qu'elle a créées, et avoir recours à des influences étrangères pour expliquer des phénomènes qu'elle n'a jamais aperçus dans l'état de veille, et dont elle ne peut trouver l'explication dans l'ordre naturel. L'ame dégagée ainsi de la matière prend alors une puissance extraordinaire pour agir sur ceux avec lesquels elle s'est mise en rapport. Le simple Magnétisme produit des faits analogues. Ainsi, il y a plusieurs exemples incontestables, de personnes qui, ayant été magnétisées et étant devenues somnambules, voient leur magnétiseur présent quoiqu'il les magnétise à plusieurs lieues de distance. On ne sait même jusqu'où peut aller et s'étendre cette influence magnétique.

Un médecin, que je connais, magnétise une demoiselle malade qu'il endort. Cette demoiselle a une amie intime qui demeure dans la même rue, mais fort loin. A l'instant où le médecin la magnétise, l'amie qui n'en est nullement prévenue s'endort également, et ne s'éveille qu'au réveil de la malade son amie.

On a aussi plusieurs exemples de somnambules qui ont apparu à des personnes éveillées, et ont agi sur elles. Il y a, je crois, un exemple de ce genre dans saint Augustin.

Vous voyez donc, Monsieur et digne ami, que je ne puis être de votre avis sur le changement que vous proposez du mot Magnétisme en celui de *Magnatisme*, parce qu'il ne me paraît pas prouvé que des esprits supérieurs, *Magnates*, soient les agens des phénomènes qui vous ont étonné. Il est possible qu'ils se montrent dans certaines circonstances, et qu'ils puissent se présenter à des somnambules dont l'ame est dégagée de la matière ; mais ils ne sont ni la cause, ni les premiers agens des phénomènes du Magnétisme.

C'est parce que cet état existe, qu'ils peuvent être aperçus ; mais ils ne l'ont pas produit, et les formes , sous lesquelles ils se montrent , sont probablement , non pas réelles mais créées par l'imagination du somnambule.

En effet, il y en a qui ont des ailes. Mais , comment des ailes seraient-elles attachées à un corps humain ? Ils ont diverses formes , il en est qui représentent certaines vertus , comme la sagesse , la modestie , etc. Il y a des esprits enfans et des vieillards ; ils sont à-peu-près nus , ou bien ils ont un costume particulier et distinct. Il y a des ames de morts avec leurs habillemens terrestres , des anges antérieurs à l'homme, etc. Tout cela ne se conçoit pas.

'Parmi les faits exposés dans votre correspondance , il en est un qui me paraît inconcevable , quoiqu'il ne tienne point du merveilleux : c'est que le fondateur ou directeur de votre société , qui a sans doute vu vos somnambules , qui a dû se convaincre de la réalité des phénomènes , et surtout de l'élévation de leurs sentimens religieux et même de leur communication avec les esprits célestes , et qui a reçu d'eux des avis salutaires , ait pu renoncer aux sentimens qu'ils lui avaient d'abord inspirés , et se déclarer enfin l'antagoniste d'une doctrine sublime.

J'aurais encore un grand nombre d'observations à vous faire, mais je n'en ai pas le loisir en ce moment. J'ai commencé cette lettre depuis quinze jours ; des circonstances imprévues m'ont forcé de l'interrompre malgré le grand intérêt de notre correspondance. J'ai été presque constamment malade. J'ai éprouvé des douleurs de tête et un grand affaiblissement de mémoire et de mes autres facultés intellectuelles. Par suite des événemens politiques, j'ai eu des vifs chagrins, j'ai éprouvé des pertes considérables, et je me suis trouvé incapable d'un travail soutenu. Obligé de surveiller l'arrangement de la bibliothèque, parce que je ne pouvais agir moi-même, il m'a fallu néanmoins diriger ce travail, sans pouvoir m'occuper de mes propres affaires. Je suis d'ailleurs fort inquiet de la situation de la France, et je voudrais bien trouver quelque somnambule qui m'annonçât le résultat des événemens. Je vois l'abandon de la religion, les malheurs qui résultent du défaut d'ordre, de la division des partis, l'abus effrayant de la liberté de la presse, la misère d'une partie du peuple et la difficulté d'y remédier. Enfin, je puis dire que de ma vie je ne me suis jamais trouvé si malheureux. Vous apercevrez, au désordre de ma lettre et même aux caractères de mon écriture, que je suis souvent distrait, et même que ma main tremble en écrivant. Ma santé n'est plus la même quoique je sois mieux depuis quelques jours. Daigne, la Providence, nous accorder la paix et le retour aux principes du christianisme.

Pardon, Monsieur et digne ami, car j'espère que vous voudrez bien accepter ce titre, pardon si je me suis permis de faire quelques objections sur les faits merveilleux que vous me racontez. Je ne puis douter, ni de votre talent pour l'observation, ni de l'exactitude des détails. Vous avez si souvent répété les expériences ; vous avez pendant plusieurs années obtenu les mêmes résultats, et je vois qu'on ne peut supposer ni l'illusion, ni la précipitation de vos jugemens. Je dois donc admettre comme vérité ce qui me paraît le plus incompréhensible. Les preuves sont nombreuses, je ne puis nier les faits, je puis seulement conserver quelque doute sur les causes. Peut-être me ramenerez-vous à votre opinion ; mais vous ne devez pas être surpris qu'une telle conversion ne soit pas subite. Je suis pénétré de reconnaissance pour la confiance que vous m'avez montrée, et sur certains points vous m'avez convaincu de plusieurs vérités que je soupçonnais, mais que je n'avais pas encore admises. Excusez, je vous prie, mon long silence. J'ai rélu plusieurs fois vos manuscrits ; à chaque lecture, ils m'ont

fait une impression nouvelle. Si vous avez encore
quelques communications à me faire, je les recevrai comme une instruction très-précieuse.

Aussitôt que j'aurai un peu de loisir, je cher-
cherai dans mes livres si je n'ai pas encore quelques-uns de ceux qui vous manquent, et je vous
les ferai passer par M. Reym**. Si vous n'avez pas
mon Histoire critique du Magnétisme, il m'en reste
encore deux exemplaires, je vous en adresserai
un : je ne puis les mieux placer ; vous l'avez lue,
mais vous l'accepterez de moi comme une marque
d'attachement.

J'ai une traduction de l'ouvrage de M. Pas-
savant, de Francfort, intitulé : *du Magnétisme
vital et de la clairvoyance*. C'est le meilleur que
je connaisse. Je n'ai pu trouver un libraire qui
ait voulu se charger de l'impression. La traduction est de Madame *Morel*, l'épouse du ministre
du saint Évangile, à qui vous avez donné une
consultation. J'en ai fait faire une copie pour
moi, et je voudrais pouvoir vous en procurer la
lecture.

Je vous l'aurais déjà adressée, si je n'avais
craint qu'elle pût s'égarer, et ce serait une perte
pour vous et pour moi. Je n'aurai plus cette

2.   3

crainte si je trouve à le faire imprimer, et vous
en aurez un exemplaire.

Malgré le retard de ma Lettre, je me flatte
que vous voudrez bien m'écrire de nouveau. La
lecture de vos Lettres est pour moi une véritable
jouissance.

Recevez, mon digne ami, l'expression de ma
haute considération et de mon inviolable attachement.

DELEUZE.

P. S. Puisqu'il me reste un peu de place, je
vais vous conter un fait très-curieux ; le voici :

M. le docteur Chap**, notre excellent magnétiseur, rencontre dans la rue une jeune personne
qui avait été heurtée et se trouvait mal ; il lui
offre de la reconduire chez elle. Il lui donne le
bras, arrive avec elle dans sa chambre et la
magnétise.

La jeune personne entre de suite en somnambulisme : alors elle gémit sur sa position et sur
l'infàmie de son métier, (fille publique), elle

veut quitter ce genre de vie qui lui fait horreur,
et aller en province se jeter aux pieds de ses
parens, pour obtenir son pardon et vivre du
travail de ses mains. Elle prie M. Chap** de la
fortifier dans cette bonne résolution. Celui-ci
emploit toute sa volonté. Il réveille ensuite la
jeune fille et s'en va.

Le lendemain, la pécheresse est allée chez lui,
sans savoir ni son nom, ni sa demeure, guidée
seulement par l'instinct ; elle a remercié son bienfaiteur, et lui a dit qu'elle venait d'arrêter sa
place dans une voiture pour partir le lendemain
et se rendre chez ses parens. En effet, après des
informations sûres, M. Chap** a su qu'elle était
partie le jour désigné. Il y a là deux faits merveilleux : l'horreur que la malheureuse fille prend
pour son genre de vie, sitôt qu'elle entre en
somnambulisme, et sa visite à son médecin, dont
elle ne sait ni le nom, ni la demeure.

Mais, en vous parlant de M. Chap**, qui est
aujourd'hui l'homme qui a le plus étudié le Magnétisme, et qui le pratique avec le plus de succès
et d'après les meilleurs principes, je dois vous
dire qu'étant venu passer quelques matinées avec
moi ; j'ai relu avec lui vos excellens Mémoires.
Je le connaissais assez pour être sûr qu'il n'y

avait pas d'indiscrétion. Il en a été ravi ; et s'il
ne convient pas de la certitude de quelques points
de votre théorie, il n'en est pas moins l'admi-
rateur. Il pense que vous établissez complètement
la réalité des communications avec les esprits
dégagés de la matière. Il rend justice à votre logique et à l'élévation de votre morale ; il est,
enfin, enchanté de votre doctrine. Peut-être
serait-il utile qu'elle fût publiée avec quelques
restrictions ; car, les faits merveilleux que vous
avez produits ne se reproduiront que lorsqu'on
en aura reconnu la possibilité, et qu'on aura les
mêmes intentions.

J'aurais bien d'autres observations à vous faire,
mais je renvois à un autre jour parce que je suis
encore faible. Je suis entré dans ma 80me année,
et je sens le poids de l'âge. J'espère qu'au retour
de la belle saison je reprendrai des forces, et
que je pourrai reprendre aussi le fil de notre
correspondance. J'attache un grand prix aux
manuscrits que j'ai reçu de vous. Si vous pouvez,
je le répète, me faire encore quelques communications, vous me ferez grand plaisir, et je vous
en serai très-reconnaissant. Je relirai souvent
ce que je tiens de vous et ce que je recevrai
encore. Vous avez déjà modifié mes idées sur

certains points et je vous en sais bon gré. Peut-être nous nous rapprocherons davantage.

Excusez, mon digne ami, le désordre de ma Lettre.

Toujours tout à vous.

DELEUZE.

LETTRE X^e.

—

LE SOLITAIRE, A M. DELEUZE.

MONSIEUR ET RESPECTABLE AMI,

J'ai l'honneur de vous accuser réception de votre Lettre, en date du 6 novembre dernier. C'est un peu tard sans doute, car voilà quatre mois bien révolus depuis cette dernière de votre part. Vous m'excuserez, j'en suis persuadé, lorsque vous saurez que ce long silence de ma part a été nécessité par des événemens que je dois mettre sous vos yeux pour le justifier. Les voici :

Peu de jours après que votre Lettre me fut rendue, je fus atteint d'un catarrhe pulmonaire, qui se compliqua d'une affection nerveuse périodique. Une douleur aiguë, partant de l'orbite de l'œil gauche et s'irradiant ensuite sur toute la surface de cette partie latérale de la tête, se fesait sentir tous les jours sur les dix heures du matin, et ne finissait que sur les huit heures du soir.

L'accès fini j'étais libre jusqu'au lendemain à la même heure de l'invasion. Je n'ai eu d'amendement bien prononcé qu'un mois et demi après. Néanmoins, cette affection n'a jamais eu de terminaison bien tranchée. Le moindre chagrin, la plus légère peine d'esprit éveille cette douleur sus-orbitaire, et me donne la migraine toute la journée. C'est ce qui m'a contrarié singulièrement et pour ainsi dire à point nommé, toutes les fois que je prenais la plume pour vous écrire. Jugez de mon inquiétude, et de ma sollicitude à ne pouvoir m'acquitter envers vous.

Comme chez vous, perte de sommeil, mélancolie, dégoût de la vie, embarras de tête, travail de cabinet pénible. Telles ont été les suites de cette affection qui s'est soutenue si long-temps. Cette coïncidence de votre maladie avec la mienne est certainement digne de remarque. Mais, à mesure que nous nous félicitons tous les deux de trouver enfin dans le retour de la belle saison un terme à nos infirmités, avec l'espoir de reprendre

le fil de notre correspondance , voilà le fléau de
Dieu qui paraît tout-à-coup , pour le rompre peut-
être pour jamais.

Les papiers publics font mention de la violence
avec laquelle sévit déjà le choléra dans la grande
ville , et la désolation où se trouve la population
entière. Je me hâte de vous écrire , dans la crainte
que ma Lettre ne vous trouvât pas , si je différais
plus long-temps. Ce fléau était inévitable et sans
doute nécessaire parce que l'impiété est à son
comble. Une grande punition se prépare ; puisse-
t-elle être comprise et forcer à jamais l'athéisme
à cacher sa tête hideuse et desséchée !!! Confiance
en Dieu , et résignation à sa sainte volonté. Voilà ,
Monsieur et respectable ami , le meilleur de tous
les préservatifs. Prions-le de nous conserver l'un
et l'autre ainsi que tout ce qui nous est cher , pour
travailler à la propagation de la foi. Car , c'est-là
l'unique but de mes recherches. J'espère également, si Dieu me prête vie et assistance , de vous
ramener entièrement à la croyance *magnatique*.
Je ne puis guère vous parler aujourd'hui , ma tête
n'est pas encore libre. Elle l'est assez, néanmoins,
pour reconnaître que je vous dois des remercîmens
pour toutes les marques d'attachement que vous
ne cessez de me donner. J'accepterai avec reconnaissance le précieux gage d'amitié dont vous

voulez encore me gratifier. En attendant le plaisir
d'avoir de vos nouvelles, je prie Dieu qu'il éloigne
de vous le fléau de sa justice. J'ai le sentiment
que mes vœux seront exaucés et que vous n'en
serez pas atteint.

En terminant ma Lettre, veuillez bien, je
vous prie, remercier pour moi M. le docteur
Chap**, votre ami, de son extrême indulgence
pour mon travail que vous lui avez communiqué.
Je suis très-sensible à l'éloge non mérité qu'il en
fait, et je le prie d'agréer mes salutations respec-
tueuses.

Excusez à votre tour le désordre de ma Lettre,
et permettez-moi, en acceptant le titre dont vous
avez la bonté de m'honorer, de vous embrasser
corde et animo, et de me dire avec un sentiment
sympathique et sans bornes,

Votre dévoué ami,

Le Solitaire du Mont-Luberon.

De ma Solitude, le 8 avril 1832.

RÉPONSE.

—

M. DELEUZE, AU SOLITAIRE.

Paris, 9 mai 1832.

MONSIEUR ET DIGNE AMI,

J'ai lu et relu plusieurs fois la Lettre que vous m'avez fait l'amitié de m'écrire. Je l'ai communiquée à M. Chap** qui a été bien sensible à la confiance que vous lui témoignez, et dont il profitera avec la réserve et la discrétion convenables dans un sujet qui présente tant de phénomènes merveilleux, et dont on ne peut se convaincre qu'en les examinant peu à peu ; de même qu'on n'en peut convaincre les autres, qu'en se bornant à les conduire graduellement de ce qui est le mieux constaté et le moins inexplicable, à ce qui étonne la raison.

Je pense que vous faites très-bien d'exposer vos idées avec une entière sincérité. On ne peut douter que vous ne soyez parfaitement convaincu de tous les faits que vous racontez, et c'est seulement en les faisant connaître, que vous pourrez déterminer à les examiner et à en tirer des conséquences.

J'ai tous les jours formé le projet de vous écrire, mais diverses circonstances ne m'en ont pas laissé le loisir. J'ai eu des malades parmi mes amis, et j'ai moi-même été fort incommodé probablement par l'influence de l'affreuse épidémie, influence qui se fait sentir même à ceux qui n'ont point le choléra. Je ne suis pas encore bien rétabli. J'ai de la peine à écrire, et je ne peux ni penser, ni travailler sans éprouver de la fatigue. Je ne veux pas cependant laisser partir M. Reym** qui a eu l'extrême bonté de venir me demander vos commissions pour vous. Je vous écrirai avec plus de détail, quand je me porterai mieux, et que les travaux de la bibliothèque me laisseront un peu de liberté. J'espère que la belle saison et la cessation de l'épidémie, qui est sur son déclin, me rendront mes forces autant que cela peut avoir lieu, quand on est dans sa 80me année.

Mais ce dont vous pouvez être bien sûr, c'est

que je ne vous oublierai jamais, et que je recevrai toujours avec la plus grande reconnaissance, les communications que vous voudrez bien encore me faire.

Mettez tout simplement vos Lettres à la poste, et n'ayez pas, comme vous l'avez fait, l'idée de les affranchir. Il semblerait que vous doutez du prix que j'attache à votre correspondance.

La faiblesse où je me trouve en ce moment ne me permettant pas de m'entretenir plus longuement avec vous, je termine ici ma Lettre en vous priant de recevoir, Monsieur et digne ami, l'assurance de mon inviolable attachement, et celle d'une amitié inaltérable.

DELEUZE.

P. S. J'ai vu dernièrement quelques faits qui prouvent que la clairvoyance des somnambules s'étend bien loin ; mais j'en ai vu aussi qui prouvent qu'il faut s'en méfier, et qu'ils se trompent quand ils parlent des maladies des autres. Plusieurs font des prédictions qui ne se réalisent point. Ils sont souvent dirigés par une influence étrangère, et non par leur propre instinct.

LETTRE XIe.

LE SOLITAIRE, A M. DELEUZE.

MONSIEUR ET RESPECTABLE AMI ,

Votre dernière est venue me tirer d'un état bien pénible; j'étais entre la crainte et l'espérance. Chaque fois que je lisais les papiers publics , je tremblais d'y trouver votre nom parmi les foudroyés cholériques. Cependant, un sentiment intérieur m'a constamment rassuré. Il me semblait ouïr une voix qui me disait : « Il ne sera pas » atteint du fléau....... le ciel a ses vues sur » lui...... il doit vivre encore pour le bien de » l'humanité et pour propager la foi. »

Eh bien ! ce sentiment intérieur, ce cri du cœur , comment le qualifierons-nous ? quel nom lui donnerons-nous? serait-ce par hasard, l'instinct?

car, l'instinct joue un bien grand rôle en ce bas
monde. En effet, c'est l'instinct, avez-vous dit
dans votre dernière, qui a guidé la jeune pécheresse chez M. le docteur Chap** pour le remercier
des soins qu'elle en avait reçu le jour d'auparavant, attendu qu'elle ne connaissait ni le nom,
ni la demeure de son bienfaiteur. Cependant elle
ne s'y trompa point.

Permettez-moi de vous dire, mon respectable
ami, que cette explication serait en effet très-
plausible, si la pauvre fille avait été dans l'état
de pure nature, dans l'état sauvage ; elle aurait
alors suivi le docteur, à la piste, comme le chien
qui a perdu son maître. Mais ici, mettre l'instinct
en avant, avoir recours à ce mot vide de sens
qu'on ne peut définir, parce qu'il n'est pas compris,
pour expliquer ce que l'on comprend encore
moins ! Ah ! Monsieur, de grâce, défaisons-nous
de ce langage, laissons ce mot au louche, pour
ne pas dire à l'aveugle philosophisme, qui ne voit
rien au-delà de la matière. Eh ! les antécédens
ne vous mettent-ils pas sur la voie de la vérité ?
n'est-on pas forcé de reconnaître ici l'influence du
ciel ? et cet influx céleste ne se manifeste-t-il
pas très-positivement, dans la faveur que reçoit
subitement cette jeune fille, à l'instant que la
lumière du ciel vient l'éclairer ? ne la voyons-

nous pas gémir comme notre Fanny (*) sur l'infàmie de son métier? ne demande-t-elle pas à
sortir des mains du vice ? ne prend-elle pas
la résolution d'aller se jeter aux pieds de ses
parens pour implorer son pardon ? Et dès l'instant
de son réveil, de quoi s'occupe-t-elle encore ?
n'est-ce pas des moyens d'exécuter son dessein ?
ne se hâte-t-elle pas d'aller arrêter sa place dans
une voiture pour partir le lendemain, et, nouvel
enfant prodigue, retourner dans la maison pa-
ternelle ? Mais elle ne saurait néanmoins quitter
Paris, sans remercier son bienfaiteur, et de suite
elle s'achemine vers lui, quoiqu'elle ignore son
nom et sa demeure. Elle le trouve cependant et
lui fait ses adieux.

Une remarque essentielle, Monsieur et respectable ami, vous est échappée ici. M. le docteur
Chap**, après avoir éveillé la jeune personne,
lui a-t-il fait part de ce qu'elle avait dit en son
sommeil ? Elle l'a prié, dites-vous, de la soutenir, de la fortifier dans ses bonnes résolutions,
et M. le docteur a employé toute sa volonté. Cette
dernière phrase annoncerait qu'il n'a agi que
pendant le sommeil magnétique. En effet, cela
est ainsi, puisque vous ajoutez : «Celui-ci emploit

(*) Voir l'Observation, page 240 du tome 1.

» toute sa volonté ; il réveille ensuite la jeune
» fille et s'en va. »

Comment se fait-il donc , qu'à son réveil , la
jeune pécheresse ait conservé le souvenir de ce
qu'elle a dit en somnambulisme , puisque d'après
vos principes , le sommeil magnétique ne doit
être reconnu vrai qu'autant que le somnambule
oubliera tout au réveil ? Il faudrait donc supposer
que la jeune fille aurait simulé l'état magnétique,
ce qui ne tombe pas sous les sens, ou bien , qu'elle
n'a pas été parfaitement éveillée ? et c'est ce que
vous ne dites pas. Cependant, si la demoiselle
ne s'est trouvée dans aucun de ces deux cas ,
comment , bien éveillée , a-t-elle eu le souvenir
de son repentir et de ses bonnes résolutions ? qui
l'a instruite si bien de ce qu'elle devait faire , si
M. Chap** ne l'en a point avisée lui-même ?

L'*instinct* , me répéterez-vous encore. Mais ,
l'instinct dans l'état de veille , dans l'état normal,
n'a pas pour l'homme une bien précieuse faculté ;
aurait-il acquis du développement par le somnambulisme ? Dans cette hypothèse, tous les
somnambules , à leur réveil, jouiraient de la
même faculté, ce qui n'est pas , et ne doit point
être , suivant les principes que vous professez.

Il faut donc chercher ailleurs la cause de cette ressouvenance après le réveil de la somnambule, et celle de la connaissance plus étonnante encore de l'habitation du docteur Chap**, puisque vous avouez qu'elle n'en savait ni le nom, ni la demeure.

Pour moi, je soutiens, sans crainte de me tromper, que celui qui l'a éclairée pendant son sommeil, celui qui lui a montré l'abîme du crime, celui qui lui a inspiré la bonne résolution d'en sortir et lui en a indiqué les moyens, est celui-là même qui l'a soutenue après son réveil dans ces bonnes dispositions, qui l'a guidée dans sa marche vers la demeure de son bienfaiteur ; c'est, en un mot, son invisible, mais fidèle compagnon, son guide spirituel ; et dans le cas même où M. le docteur Chap** lui aurait fait part à son réveil de ses bonnes résolutions, ce n'est pas moins toujours ce même guide spirituel de la jeune fille, qui, de concert avec celui de M. Chap**, l'aurait influencée, lui aurait montré l'horreur de son état, et lui aurait inspiré la résolution d'en sortir, en l'affermissant, à son réveil, dans ces bonnes dispositions, en la soutenant pendant son voyage et jusqu'à l'entier accomplissement de ses désirs.

2.   4

Ce nouvel exemple de la faveur du ciel pour une pécheresse, me porte à dire un mot, en passant, à M. M*** de la Marne et consors.

Voici encore une jeune fille livrée à Satan, puisqu'elle se prostitue à tout venant. La voilà s'acheminant dans une rue de Paris, sans doute pour chercher bonne fortune, lorsque, par hasard, ou par imprudence, elle est heurtée, froissée et même blessée.

Un magnétiseur, c'est-à-dire, un *ministre de Satan*, qui passait dans ce même moment près de la jeune personne, touché de compassion pour elle, la relève et lui offre son bras pour la conduire chez elle. Celle-ci l'accepte. Il semble de prime abord que Satan a préparé d'avance cet événement tout exprès pour réunir et le ministre et le suppôt; et que l'acte de charité apparente que le magnétiseur exerce envers la jeune fille n'est, en effet, qu'une ruse de Belzebut pour atteindre la fin qu'il se propose. C'est, en un mot, une bonne fortune qu'il fait trouver à l'un et à l'autre dans cette rencontre. Nous allons voir tout le parti que le seigneur Lucifer va retirer de cette réunion.

Redoutant sans doute une méprise, parce qu'il

n'est pas sûr du métier de la blessée, notre magnétiseur va naturellement faire le sien, pour
réussir en toute sûreté, auprès de la belle nymphe.
Il la magnétise donc, et, ô bonheur inattendu !
à peine ses mains ont-elles effleuré les vêtemens
de la prêtresse que le charme opère ; elle a
fermé les yeux, et Satan la livre toute endormie
au ministre de ses œuvres. Au comble de la joie,
celui-ci va sans doute profiter de ses avantages.
Mais, ô disgrâce ennemie ! le téméraire n'osera
plus toucher ce corps jusqu'à ce moment livré à
la prostitution. La jeune fille a gémi durant son
sommeil. De quoi gémit-elle ? de ses blessures
apparemment ? Point du tout. Écoutez, M. M***
de la Marne ! prêtez l'oreille ; elle va vous le dire;
elle va parler...... Qu'a-t-elle dit ? qu'avez-vous
entendu ? N'est-ce pas sur l'infâme métier qu'elle
a fait jusqu'à ce moment qu'elle gémit ? n'im-
plore-t-elle pas l'assistance de son magnétiseur
pour la soutenir et la fortifier dans la ferme résolution qu'elle prend de sortir du sentier du
vice, et d'aller se jeter aux pieds de ses parens
pour obtenir son pardon et rentrer en grâce auprès
d'eux ? Mais, n'est-ce point là une illusion ?
Comment ! Satan aurait-il changé de métier ? le
Magnétisme, cette œuvre diabolique serait-elle
devenue un moyen de conversion ? Serait-il bien
vrai que, par une contradiction singulière, ce

soit par le Magnétisme que cette prostituée
éprouve le désir de sortir de cet état d'abjection ?
sera-ce par l'influence du Magnétisme que cet
instrument si profondément vicié , va chercher à
se purifier , à se sanctifier ? Oui , M. M*** de la
Marne , cet instrument du diable sera lavé de ses
souillures. La lumière du ciel lui rendra son
premier éclat. Ce qui selon vous est un ministre
de Python , devient vraiment le ministre du ciel ;
il va concourir à son triomphe , en enlevant à
Satan sa proie et sa victime ; la pécheresse
conserve à son réveil l'horreur pour son infâme
métier. Elle n'a pas oublié ses bonnes résolutions , elle se hâte , au contraire , de les mettre
à exécution. Elle a loué sa place dans une voiture
pour fuir à jamais le théâtre de ses débauches ;
mais elle ne part qu'après avoir remercié et
béni celui qui a été l'instrument du ciel , pour
guérir les blessures de son corps et celles de son
ame.

Tel fut l'exemple de Fanny , qui fait le sujet
de la deuxième Observation de mon second Mémoire. Ainsi donc M. M*** de la Marne , convenez
que le sommeil magnétique n'est pas *essentiellement*
une œuvre *diabolique* et que les magnétiseurs ne
sont pas tous des ministres du *diable* , et si , par
un contraste singulier et qu'il est difficile d'ex-

pliquer, la pécheresse reçoit souvent du ciel la
faveur qu'il refuse quelquefois à la vierge pudique;
souvenez-vous de ce qu'a dit le *Maître* :

« Ce ne sont pas ceux qui se portent bien,
» mais les malades qui ont besoin de médecin. »
(Math. chap. IX , v̇. 12.)

Vous me pardonnerez, Monsieur et bon ami,
cette disgression en faveur du motif qui l'a amenée.
Reprenant donc notre discussion, je vous dirai :
ne parlons plus d'*instinct*. Bannissons ce mot du
vocabulaire du Magnétisme ; il ne doit point, il
ne peut même pas s'y trouver; parce que l'instinct
n'est autre chose que le *Théion*, que nous avons
dit être un agent conservateur de toutes choses,
et une émanation de la divinité, qu'il ne faut
pas confondre toutefois avec l'ame humaine,
quoique l'une et l'autre découlent de la même
source (*), parce que tout vient de l'unité pour
retourner à l'unité. Invariable dans mes principes, vous voyez, Monsieur et digne ami, que
je ne saurais m'en départir. Vous les combattez
et vous craignez que je ne vous en aime moins.
Je devrais avoir la même crainte moi-même,
puisque je ne saurais admettre les vôtres. Il en

(*) Voir la Note I.re

est cependant bien autrement ; car, j'éprouve chaque jour que notre polémique resserre toujours davantage les liens d'amitié qui m'unissent à vous. Continuez donc, je vous prie, mon respectable ami, d'attaquer de tous vos moyens ma théorie. C'est beaucoup d'honneur que vous me faites. Cependant, en cette matière-ci, il ne s'agit pas d'opinion, mais bien de faits, et ce sont les faits qui conduiront à la vérité. Toutefois, pour les obtenir ces faits, je l'ai dit et je le répéterai mille fois, il n'est pas au pouvoir du magnétiseur, ni du magnétisé de les reproduire à volonté. Ceci n'est point comme une machine électrique que l'on met en jeu pour répéter une expérience. On obtient les mêmes résultats si l'on emploie les mêmes procédés avec parité de moyens. J'en dirai tout autant des expériences faites avec l'aimant ou de quelque opération chymique. Les effets sont les mêmes si l'on suit la marche indiquée par le premier opérateur.

En conséquence, pour ce qui concerne le Magnatisme ce serait bien envain que M. Rullier insisterait sur ce qu'il a dit dans le Dict. des Scienc. médic., art. Longévité, tom. XIII, «Un » fait nouveau, est-il arrivé ? il faut dire : Je le » croirai quand je le verrai; » car ce fait nouveau ne se répétera que quand Dieu le permettra.

Quand à vous, Monsieur et cher ami, en ne
recusant point le fait, vous dites néanmoins :
» Que quand même vous en auriez été témoin,
» vous auriez encore des doutes sur la cause. » (*)
Cela ne m'étonne point ; en effet, imbu de votre
théorie depuis longues années, et rejetant tout
ce qui tient du spiritualisme mystique, vous vous
êtes présenté devant des somnambules qui n'ont
pas jugé à propos de combattre votre opinion,
parce que votre but en les approchant, n'était
pas de vous éclairer là-dessus. Il en est ainsi de
tous les magnétiseurs que vous me citez, et notamment d'un médecin distingué de la capitale,
dont vous me parlez dans votre lettre du 6 novembre dernier, sans en décliner le nom, et dont
vous reçûtes la visite fort à propos, dites-vous,
pour lui parler des objets matériels qui nous étaient
parvenus, séance tenante, par la voie magnétique. Il vous répondit qu'il avait été témoin de
nombre de faits analogues, et précisément de
celui d'objets matériels que le somnambule fesait
arriver devant lui : « Ce qui, ajoutez-vous, est
» du même ordre que la branche de Thym de Crète
» et autres objets qui vous sont arrivés miraculeu-
» sement. » Vous terminez par ces mots : « Les
» somnambules dont il m'a parlé, n'ont jamais eu

(*) Lettre de M. Deleuze du 6 novembre 1831.

» *de communications avec des êtres spirituels , mais*
» *il ne croit pas la chose impossible.* »

Voilà des faits analogues , sans doute , à ceux que j'ai observés ; mais est-il bien sûr que ces mêmes somnambules n'aient jamais été en communication avec des êtres spirituels ? M. le médecin en a-t-il fait la demande à ces mêmes voyans ? s'il ne l'a pas faite , s'il ne s'en est pas assuré , il n'est donc pas exact de dire que ces somnambules n'ont jamais eu des communications avec des êtres spirituels ; pour parler plus exactement , M. le médecin aurait donc dû dire : « Que ces mêmes » somnambules n'ont jamais *dit* avoir des commu- » nications , etc. » Qu'il s'en assure donc , en leur faisant les questions suivantes : « Par quelle voie » les objets matériels que vous m'avez présentés » vous sont-ils parvenus ? comment se sont-ils » trouvés dans vos mains ou dans tel endroit de » l'appartement ? qui les y a placés ? » Si M. le médecin veut encore mieux se convaincre du fait , s'il est jaloux de connaître la vérité , qu'il se présente devant ces mêmes somnambules qui ont la faculté de faire arriver à volonté des objets matériels devant eux ; qu'il leur demande et même qu'il leur commande le même phénomène. Je lui donne le défi de l'obtenir à volonté ; car , s'il en était ainsi , malheur au magnétiseur et surtout

au magnétisé qui ne serait influencé que par
un mauvais génie ; tôt ou tard l'un et l'autre
en seraient les dupes.

Mais si M. le docteur ne s'est point assuré de
la cause du phénomène en question, du moins,
il ne la recuse pas, il ne la tient pas pour impossible.

Quant à vous, Monsieur et digne ami, elle
vous paraît telle, parce que vous ne pouvez
concevoir comment des êtres purement spirituels
peuvent transporter des objets matériels. Il faut
des organes physiques, dites-vous, pour cela
faire. Mais ces organes physiques sont-ils autre
chose que matière? Cependant, l'ame qui les
soulève et les fait agir, n'est-elle pas un être purement spirituel? Concevez-vous mieux comment
cet être immatériel dans certains cas patholo-
giques, imprime une telle force aux organes
qu'elle fait mouvoir, qu'on a vu des hommes de
complexion très-faible, soulever des fardeaux
énormes? Ce sont les organes, direz-vous, qui
soulèvent ces fardeaux. — Mais, qui soutient ces
organes surchargés d'un poids énorme? n'est-ce
pas un être spirituel? Quand vous écriviez cette
phrase, vous ne réfléchissiez donc pas que c'était
précisément un être spirituel qui agissait sur vos

organes délinéateurs , et les fesait mouvoir pour
tracer votre condamnation.

Vous concevez , néanmoins , que des esprits
puissent communiquer avec notre ame , qui est
également esprit. Cela est tout simple ; mais ,
dites-vous , s'ils pouvaient agir sur la matière
inanimée , *tout l'ordre de la naure serait renversé.*
Je ne vois pas que cette conséquence soit juste ,
car il n'y a que des êtres malfaisans qui puissent
vouloir le désordre ; et certes , ce n'est pas à des
êtres pareils que le Tout-Puissant confierait l'harmonie de l'univers (*).

Voilà , mon cher ami , où vous emporte votre
imagination. Au reste , voyez-vous la matière se
déplacer d'elle-même en ce bas monde? tout
mouvement ne lui est-il pas imprimé par un principe moteur ? et en remontant à la source , d'où
vient cette force motrice? S'il nous était permis
de pénétrer les secrets de Dieu , croyez-vous que
nous verrions , par exemple , les effets du tonnerre sous le même point de vue que nous les
présente le physicien ?

A l'appui de votre opinion , vous me citez

(*) Voir la Note II.

encore l'histoire de la demoiselle qui opéra votre
conversion, en même-temps que la sienne. « C'était
» un être céleste, ajoutez-vous, mais elle ne se
» croyait point en relation avec les anges. » Le
lui avez-vous demandé ? répéterai-je encore ici ;
si elle n'a pas vu de guide spirituel, n'aurait-elle
pas entendu une voix qui lui dictait les discours
sublimes qu'elle vous tenait, et que vous trans-
criviez sous sa dictée ? Si elle n'a pas entendu
cette voix, n'aurait-elle pas eu sous ses yeux un
livre ouvert, ou un papier sur lequel étaient
tracées ces éloquentes et ravissantes paroles que
vous entendiez ? Car c'est de ces deux manières
qu'ont lieu le plus souvent les communications
des esprits aux voyans magnatiques, à moins
qu'elles ne s'opèrent par des tableaux allégoriques. La demoiselle n'avait eu donc ainsi que
la peine de lire. C'est ce qu'elle pouvait faire
couramment, et voilà précisément en quoi l'on
fait, et à tort, consister le merveilleux.

Cette explication vous donne la clef de tous
les faits de ce genre, rapportés dans les divers
traités du Magnétisme. Nous en disons autant
de la vue lointaine, de la prévision et prédiction, etc., etc. Facultés qu'on attribue gratuitement à l'ame du somnambule et qui sont toutes
illusoires, comme nous allons le voir en revenant

sur les prétendues facultés latentes. En effet,
dans le somnambulisme, même le plus profond
ou l'extase, l'ame ne se dégage pas des liens de
la matière, elle ne quitte pas le corps auquel elle
est unie intimément ; ce serait une erreur de le
croire, et c'est sur pareille erreur qu'est fondée
la croyance au sabbat des sorciers ; mais dans
cet état d'extase, la vie de relation de l'ame
avec monde matériel est, je ne dirai point
éteinte, mais suspendue, parce que les organes qui lui ont été donnés par le Créateur,
pour se mettre en rapport avec ce même monde
dans lequel sa destinée est de vivre pour un
temps, sont tellement amortis, que leur sensibilité parait éteinte. Dans cet état, l'ame ne
jouit plus que de sa vie propre et se trouve ainsi
transportée dans le monde spirituel ; de là ses
communications avec les habitans de ce monde
invisible pour l'homme dans son état ordinaire ;
elle peut les contempler face à face, converser
avec eux, jouir de leur béatitude ; mais elle
ne peut se déplacer, moins encore se transporter au loin ; car si par fois elle fait la description de quelque contrée éloignée où elle dit se
trouver, cela ne lui est pas plus difficile qu'à
vous de faire celle de saint Pierre de Rome, de
St. Pétersbourg, ou de quelqu'autre pays des

régions les plus lointaines lorsque vous en voyez le panorama en songe ou autrement (*).

Vous voyagez ainsi sans peine, sans bouger de place et à peu de frais. J'ai fait moi-même, de cette manière fort commode, il y a quelques années, le voyage de Paris. J'ai vu la fameuse colonne de la place Vendôme. Je me suis trouvé sur cette magnifique place avec un monde infini. Dans un clin-d'œil, j'ai été transporté à Sainte-Hélène. Là, j'ai vu le *grand homme*, étendu sur son lit de mort, le général *Bertrand* debout près de son lit, baignait de ses larmes un mouchoir blanc dont il se couvrait le visage. J'ai vu tout l'intérieur de cet appartement dont je pourrais faire ample et fidèle description. De-là, revenu subitement à Paris, je me suis trouvé dans le cimetière du *père Lachaise* ; j'ai admiré tous ces beaux mausolées ; il me semblait me joindre aux curieux qui y promenaient et parcouraient toute cette pittoresque enceinte. Tout-à-coup, me voilà transporté en Grèce, sur une plage maritime, etc. Néanmoins, je n'avais pas bougé de la ville d'Aix, où je me trouvais en ce moment.

Cependant, allez-vous me dire, voici une somnambule consultée par une personne qui a son

(*) Voir la Note III.

frère à la Martinique. Elle n'en a eu signe de vie depuis long-temps. Elle demande à la voyante, si elle peut lui en donner de nouvelles. La somnambule, après quelques instans de recueillement, répond : « Que le frère se porte bien ; » qu'il est occupé en ce moment à la récolte du » café, et que dans un mois on recevra une lettre » de sa part, portant qu'il a fait une maladie » grave qui ne lui a pas permis de donner plutôt » de ses nouvelles. »

En effet, la lettre arrive au temps marqué ; elle contient tout ce qui a été annoncé d'avance. Voilà sans doute la prévision et la vue lointaine bien marquées. Que répondre à cela ? comment expliquer un fait si extraordinaire ? — Rien de plus facile, car la distance fait ici tout le merveilleux. Le théorama ou panorama magnatique le fait disparaître comme un éclair. La somnambule s'est transportée à la Martinique comme moi à Sainte-Hélène. Elle a vu l'habitation de ce frère comme j'ai vu celle du *grand homme*. Elle l'a vu lui-même faisant sa récolte à la tête de ses nègres, tout comme j'ai vu le conquérant sur son lit de mort, et le général Bertrand debout près du lit, baignant son mouchoir de ses larmes.

Une voix, qu'elle a cru être celle du frère,

lui a dit qu'une lettre était en route , qu'elle contenait telle et telle chose, et que sans contre-temps
elle arriverait avec le vaisseau à telle époque.

Nous ne voyons en ceci qu'un tableau du panorama , et ce tableau a été présenté à la somnambule ; par qui? Par l'envoyé de celui qui
sait tout, qui voit tout, qui fait tout ce qu'il
veut.

Si la communication du contenu de la lettre
ne s'est point opérée verbalement , c'est-à-dire ,
par une voix que la somnambule aurait entendue,
elle a pu avoir lieu , comme nous l'avons dit ,
tout simplement par un écrit placé sous les yeux
de la somnambule , (si celle-ci sait lire.) Toujours
est-il certain que c'est par l'un ou l'autre de ces
moyens que ces communications sont faites magnatiquement aux somnambules. Ce sont-là les
dépositions unanimes de tous les voyans que Dieu
m'a accordés , ainsi que de tant d'autres qui
n'étaient point sous ma direction , et que j'ai
consultés.

En voilà, je pense, bien assez , Monsieur et
bon ami , sur ces deux prétendues facultés latentes
que vous dites se développer dans le somnambulisme par le dégagement de l'ame de ses liens

matériels. Ainsi, la faculté de prévision et par
suite celle de prédiction n'appartiennent qu'à
l'Être-Suprême ; car, si la faculté de prévision
avait été départie à la créature, elle l'aurait été
sans contredit au plus beau de tous les anges ;
et certes, *Lucifer* n'aurait pas hasardé le combat
contre le Tout-Puissant, s'il en avait pu prévoir
l'issue. Nous en disons autant de nos premiers
parens, *Adam* et *Eve*, avant leur chute. Le
Créateur les avait doués, sans doute, de toutes
les perfections dans leur état d'innocence. Ils
étaient en communication avec les chérubins, ils
entendaient la voix du Tout-Puissant ; cependant
ils ne prévirent pas leur chute. Ils crurent aux
belles promesses du prévaricateur, et ils perdirent
pour toujours la plus belle de toutes leurs préro-
gatives.

Le monde des esprits disparut à leurs yeux,
qui s'ouvrirent pour ne voir qu'un lieu d'exil,
semé de ronces et d'épines.

Or, si nos premiers parens n'ont point eu,
si les anges eux-mêmes, dans leur état de purs
esprits, n'ont point la faculté de prévision, c'est
envain qu'on voudrait en doter l'ame humaine,
lors même que, libérée entièrement de ses liens

terrestres, elle s'est élevée dans la patrie des purs esprits.

Et pour en finir, au sujet des prétendues facultés latentes, j'ajouterai encore un mot, et je dirai, que la seule faculté latente que le Magnatisme, ou Magnétisme développe chez l'homme soumis à son influence, est celle que possédait le premier homme avant sa chute, en son état d'innocence; or, le livre (*) nous apprend qu'il était en communication avec le monde des intelligences spirituelles; et voilà d'abord une faculté que le Magnétisme ou Magnatisme rend à ses descendans.

Ensuite il prophétisa, c'est-à-dire, qu'il déclara que la femme que Dieu venait de lui donner pour compagne, était *les os de ses os* et *la chair de sa chair*; mais comment eût-il cette connaissance? Le *livre* nous le dit encore : *Immisit..... Dominus Deus soporem in Adam.* (Génés. , ch. 2, ♥. 21.)

Le Seigneur Dieu envoya à Adam un profond sommeil. Quel fut ce sommeil profond, et tellement profond, que Dieu enlève à Adam une

(*) Voir la Note IV.

portion de sa substance , et que celui-ci reste
insensible à cette opération ? Ce ne peut être que
l'extase , puisqu'il y eût perte de sensibilité. Ce
qui le prouve , c'est qu'Adam voit néanmoins ce
qui se passe , et dit : « *Ce sont ici les os de mes*
» *os et la chair de ma chair.* »

Car , à ces deux signes peut-on se méprendre
sur la nature de ce sommeil ? Non , mon respectable ami , on ne peut le méconnaître. Tous les
interprètes sont d'accord sur ce point. « Ce fut,
» disent les Saints Pères , dans un ravissement ,
» et la plus parfaite de toutes les extases , que
» Dieu prit une côte à Adam pour la transformer
» en femme. La femme ainsi formée , dit le grand
» Bossuet , fut présentée de la main de l'Éternel
» au premier homme qui , ayant vu dans son
» extase ce que Dieu fesait , s'écria : *C'est ici la*
» *chair de ma chair , les os de mes os ;.... Elle*
» *s'appelera Virago , parce qu'elle est formée de*
» *l'homme.* (*) »

Le sommeil d'Adam fut donc le sommeil extatique , le sommeil par excellence , ou théomagnatique. Je pense que l'application de ce néologisme
ne vous paraîtra point déplacée ici ; car , c'était

(*) Voir la Note V.

bien certainement une puissance supérieure, une grande puissance qui agissait alors sur le premier homme. Et il ne pouvait en être autrement ; mais de plus, tout annonce que ce fut dans un état de sommeil théurgique ou bien théomagnatique que vécurent Adam et Eve jusqu'à leur chute. C'est pourquoi ils furent en communication avec le monde spirituel ; et cette précieuse faculté ne leur fut ravie que par suite de leur désobéissance.

Ce fut alors et seulement alors qu'ils possé-lèrent la science *du bien et du mal*. Leurs yeux s'ouvrirent, ils virent leur nudité. *Leurs yeux s'ouvrirent* ; mais étaient-ils aveugles, comme quelques hérétiques l'ont cru ? ou bien, doit-on prendre ce mot au figuré ? non. Eve et Adam voyaient les objets matériels qui les entouraient ; ils avaient la faculté de communiquer avec les esprits et même avec le Créateur ; ils devaient donc être dans un état différent de celui dans lequel l'homme se trouve habituellement, et qui les rap-prochat de celui des esprits avec lesquels ils étaient en rapport. Ils étaient dans un jardin de délices qui ne leur laissait rien à désirer. Cependant, à peine ont-ils touché au fruit défendu que le charme cesse, leurs yeux s'ouvrent, tout change autour d'eux et pour eux, et avec leur inno-cence, tout ce qui fesait leur bonheur disparaît.

Ils entrent dans un état nouveau; ils s'aperçoivent de leur nudité qui, jusques alors, n'effarouchait point leur innocence.

Tel est, mon respectable ami, le sommeil de nos extatiques modernes, de nos voyans, de nos somnambules magnatiques. Le monde physique disparaît plus ou moins à leurs yeux. Ils voient, tout ce qui se passe autour d'eux, quoiqu'ils aient comme Adam leurs yeux fermés à la lumière du soleil. Mais au réveil, leur ravissement cesse, le charme tombe, et leurs yeux s'ouvrent pour voir un monde autre que celui qu'ils voyaient auparavant.

Voilà donc cette faculté latente que l'homme possédait primitivement et qu'il tend à recouvrer. Car, il en est de l'homme comme de la plante. Voyez cet arbrisseau que la main de l'homme se plaît à façonner à sa guise, pour changer sa forme, sa physionomie naturelle et la qualité de son fruit; il obéit à cette puissance; mais que cette main cesse de le torturer, qu'elle l'abandonne à lui-même pour quelque temps, vous le voyez bien vite reprendre sa physionomie sauvage, son état primitif (*). Eh bien! que les sens cessent

___

(*) Voir la Note VI.

le dominer dans l'homme le principe spirituel,
que celui-ci parvienne à les subjuguer, que son
autocratie l'emporte sur eux, on voit bientôt cet
être immatériel s'élever dans les hautes régions;
il cherche à reconquérir, s'il est possible, ce
ardin de volupté à la jouissance duquel Dieu
l'avait destiné, et à reprendre son état primitif.
*L'homme est un Dieu tombé, qui se souvient des
cieux*, a dit, par suite d'une licence poétique,
e spirituel *Lamartine*. (*Méditation deuxième*).
Avant lui, *Curtius-Marcus*, chevalier romain, se
dévouant pour le salut de la patrie, et haranguant
es concitoyens, avait dit, en se conformant aux
dées folles du paganisme : *L'homme est un Dieu
revêtu d'un corps mortel; et un Dieu n'est qu'un
homme sans corps, de là son immortalité* (*).

Je termine ici ma Lettre, bien trop longue

(*) Romains ! dit Curtius-Marcus, selon Dion, pourquoi
ésiteriez-vous de reconnaître ce que les dieux vous demandent?
C'est nous qu'ils demandent ; c'est nous qu'il faut sacrifier. Il
'est aucun être mortel qui soit meilleur ou plus fort que
homme. Seuls, nous levons la tête vers le ciel ; seuls, nous
ommuniquons avec les dieux ; et c'est pour cela que nos statues
t nos tableaux les représentent à notre image. Si j'ose parler
ncore plus hardiment, l'homme est un Dieu, revêtu d'un
orps mortel, et un Dieu n'est qu'un homme sans corps, de là
on immortalité. (Extrait des nouveaux textes des historiens
Grecs, retrouvés au Vatican, par M. Mai.) — Voir encore
art. Curtius du Dict. histor. de tous les Hommes célèbres, etc.
ar une Société de gens de lettres.

sans doute , mais vous me pardonnerez cette
prolixité obligée en faveur du sujet qui l'a né-
cessitée. Donnez-moi , s'il vous plaît , le plus tôt
possible , des nouvelles de votre santé, et veuillez
bien me croire, Monsieur et respectable ami ,

Le vôtre , très-affectionné , etc.

Le Solitaire du Mont-Luberon.

De ma Solitude , le 25 juin 1832.

RÉPONSE

M. DELEUZE, AU SOLITAIRE.

Paris, 16 août 1832.

Vous me pardonnerez, Monsieur et digne ami, de n'avoir pas répondu plus tôt à votre dernière et aux Observations intéressantes que vous m'avez adressées. J'ai renvoyé d'un jour à l'autre, parce que je n'étais pas en état d'écrire, encore moins d'entrer dans quelque détail. Je n'ai point eu le choléra, mais comme bien d'autres, j'ai ressenti la maligne influence que cette maladie exerce sur l'athmosphère. Embarras de la tête, malaise général, impossibilité de travailler, faiblesse extrême dans les jambes, etc.

J'espérais et je me flattais même d'être bientôt

délivré de ces indispositions, lorsque le malheur le plus inattendu est venu m'accabler. Madame de Baud** la maîtresse de la maison que j'habite depuis près de 20 ans avec ma nièce, comme si j'étais de la famille, a été victime du choléra, après cinq jours de souffrances; c'était un être céleste......

Depuis cette catastrophe, je n'ai pu m'occuper de la moindre chose. La vie n'a plus d'agrément pour moi. Ce sera, cependant, une consolation pour moi de m'entretenir quelquefois avec vous, parce que vous êtes persuadé que ceux de nos amis qui ont été sur la terre des modèles de toutes les vertus, s'occupent de nous dans un autre monde, et nous obtiendront la grâce d'aller un jour les y rejoindre. J'aurai bien de fautes à expier, mais j'espère qu'un jour je pourrai me trouver près de ceux qui m'ont aimé, et qui sans doute prient Dieu pour moi. Mais, en voilà assez sur mes chagrins et sur mes vœux.

N'ayant pas la force d'esprit nécessaire pour entrer dans quelque détail, ni pour vous exposer les motifs de mes doutes sur votre théorie et sur l'explication que vous donnez des faits que vous avez vus, je me bornerai à vous dire seulement

quelques mots au sujet de vos divers Mémoires
et Observations théopsycologiques.

Les phénomènes du somnambulisme sont très-
variés, souvent inexplicables et même incompréhensibles. Ils nous donnent des notions sur la
nature de l'ame. Ils prouvent sa spiritualité et
son immortalité ; et les preuves en sont bien plus
convaincantes que toutes celles qu'on peut tirer
des raisonnemens philosophiques. Ils rendent
même très-probables la communication des esprits
dégagés de la matière, c'est-à-dire, des personnes
qui sont mortes avec celles qui leur étaient unies
par les liens du sang ou de l'amitié ; ce qui est
de la plus grande importance, et nous ramène
aux principes religieux, et de plus à la foi catholique. Mais il ne résulte pas de cela, que les esprits,
les anges, les démons même soient les agens du
Magnétisme. Ses phénomènes varient singulièrement selon les opinions du magnétiseur, selon
les relations qu'ont entre eux ceux qui se réu-
nissent dans un traitement magnétique, selon
l'action de la volonté de ceux qui magnétisent.

Le magnétiseur peut imprimer au somnambule
une pensée, une volonté, une résolution qui se
conserveront après le réveil, sans que celui-ci se
doute de la cause qui l'a produite ; j'en ai plusieurs

exemples. Les visions qui ont eu lieu dans cet état
sont un fait très-surprenant ; mais il n'est nullement
prouvé qu'elles ne soient point une illusion. Il
ne me paraît pas probable que les anges se
montrent avec le costume et la figure qu'on leur
suppose, ni qu'il y en ait de bons et de méchans
qui se trouvent ensemble, ni enfin, que le somnambule voit dans le ciel la vierge Marie avec
l'Enfant Jésus qui n'est plus enfant comme peu
après sa naissance, mais bien la deuxième personne de la Trinité, le Fils de Dieu, le Ré-
dempteur.

Je m'arrête, mon cher et digne ami, parce
que mes forces ne me permettent pas d'aller plus
loin. J'ai relu hier les divers Mémoires que vous
m'avez envoyés ; je les relirai encore, et ce sera
toujours avec un nouvel intérêt. Lorsque ma
santé sera rétablie, je reprendrai la discussion.

J'ai communiqué votre dernier écrit à M. Chap**
qui est du même avis que moi, et qui néanmoins
attache beaucoup de prix à vos Observations,
quoiqu'il n'en admette pas les conséquences : car
vous verriez des phénomènes aussi étonnans, si
vous observiez des somnambules magnétisés par
des protestans, mais les résultats ne seraient pas
les mêmes.

En terminant ma Lettre , je dois vous répéter que vos derniers Mémoires ou Observations m'ont fait le plus grand plaisir , et que je vous aurai la plus grande obligation , si vous voulez bien m'adresser encore quelque chose de nouveau ; car , j'y attache beaucoup de prix.

Excusez, cher ami , le style de ma Lettre , qui prouve que je n'ai plus toute l'énergie de mes facultés intellectuelles , et recevez l'assurance de mon inviolable attachement, etc.

DELEUZE.

LETTRE XIIe.

LE SOLITAIRE, A M.'DELEUZE.

MONSIEUR ET RESPECTABLE AMI,

Votre Lettre, en date du 16 août dernier, m'a profondément affligé. Je vois avec la plus grande peine votre découragement et le dégoût que vous avez pour la vie. La perte que vous venez de faire en la personne de Madame de Baud** est bien grande sans doute. Je conçois combien doit être grande aussi votre douleur. Mais vous avez également un grand sujet de consolation.

C'était un être céleste, avez-vous dit, eh bien ! cet être céleste, ne devait pas habiter plus long-temps une terre livrée aux génies infernaux, et souillée de tous les crimes. Que la pensée de son

bonheur ne vous quitte donc jamais. Songez,
comme vous l'avez dit, que ceux de nos amis
qui ont été des modèles de toutes les vertus sur la
terre, s'occupent de nous dans la nouvelle patrie
où ils ont été appelés pour y commencer une nouvelle vie. Ils nous obtiendront, n'en doutez pas,
la grâce d'aller les rejoindre un jour, si toutefois
nous ne dévions pas du sentier qu'ils nous ont
tracé sur cette terre de mort. Que cette pensée
consolante soit toujours présente à votre esprit,
et bientôt le calme sera rendu à vos sens, et la
paix à votre ame.

Permettez-moi, Monsieur et bon ami, de vous
rappeler ici une grande vérité que vous avez tracée
de votre main, dans votre Lettre du 6 novembre
de l'année dernière. Cette grande vérité la voici :
» Ce que le Magnétisme me paraît démontrer
» rigoureusement, dites-vous, c'est la spiritua-
» lité de l'ame, et par suite, son existence après
» la mort, son immortalité. C'est encore que les
» ames séparées des corps peuvent, dans certains
» cas, se mettre en rapport avec les êtres vivans,
» et leur communiquer leurs sentimens et leurs
» pensées »

Cette vérité, vous l'avez répétée dans votre
dernière à laquelle je réponds.

Eh bien ! si vous êtes bien pénétré de cette consolante vérité, mon respectable ami, et que vous demandiez bien sincèrement à Dieu de vous accorder la faveur de vous mettre en rapport avec cet être céleste dont vous déplorez la perte, vous l'obtiendrez. Vous en avez tous les moyens ; mais, c'est à Dieu à les faire réussir, s'il entre dans les desseins de sa Providence de vous faire jouir de cette faveur. Vous vous écrierez alors avec le vieillard Siméon : *Nunc dimittis, etc.*

Occupez-vous, dès ce moment, de cette idée bien consolante sans doute, et croyez fermement que cette bienheureuse ne sera pas morte pour vous, qu'elle vous visitera, et que vous pourrez encore converser avec elle sur la terre. Cette seule pensée va donner trêve à la douleur qui vous accable. Mais, je dois vous dire aussi que quelque juste que soit un être qui a vécu sur la terre, il faut un certain temps de purification pour que Dieu lui accorde la faveur de se communiquer aux amis qu'il a laissés sur la terre. Ainsi, n'allez pas vous impatienter, et vouloir commander, pour ainsi dire, au ciel, de céder aux vœux de votre cœur ; ce serait tenter Dieu. Mais priez et attendez en silence les événemens. Dans une prochaine Lettre je vous parlerai de ces moyens, si vous y attachez quelque importance.

Je joins aujourd'hui à ma Lettre, 1° la réponse à quelques Objections, contenues dans vos précédentes ; 2° une Notice sur un cas de prévision magnatique, et de plus, un cas pareil de prévision, faite par une personne qui, selon votre théorie, ne pouvait pas être dans l'état dit Magnatique, prévision qui concorde et coïncide néanmoins parfaitement, et d'une manière frappante avec celle de la somnambule. Bien plus, vous verrez qu'elle vient lui donner une nouvelle force. Vous me feriez grand plaisir si vous pouviez me donner là-dessus une explication satisfaisante d'après votre théorie.

Dans le cas où vos affaires ou vos infirmités ne vous permettraient point de vous occuper de cela, veuillez bien en prier M. le docteur Chap**, votre ami, qui s'en chargera, sans doute, d'autant plus volontiers, qu'il partage votre manière de voir et de penser en fait de Magnétisme.

Je serais très-flatté s'il voulait bien m'honorer de sa correspondance, et me donner la solution du grand problème qui fait le sujet de notre polémique depuis près de quatre ans.

Je vous quitte à regret, mon bien cher ami,

n'ayant plus de place sur le papier que pour vous renouveler les sentimens d'estime et d'attachement avec lesquels

J'ai l'honneur d'être, etc. , etc.

Le Solitaire du Mont-Luberon.

De ma Solitude, le 18 septembre 1832.

RÉPONSE

A QUELQUES OBJECTIONS

CONTENUES DANS LES PRÉCÉDENTES LETTRES
DE M. DELEUZE.

———

1re OBJECTION.

———

« Parmi les faits que vous m'avez adressés, il
» en est un qui me paraît inconcevable, quoiqu'il
» ne tienne point au merveilleux. C'est que le
» fondateur ou directeur de votre Société qui a
» sans doute vu vos somnambules, qui a du moins
» pu et dû se convaincre de la réalité des phéno-
» mènes, et surtout de l'élévation de leurs sen-

2.   6

» timens religieux, et même de leur communi-
» cation avec les esprits célestes, et qui a même
» reçu d'eux des avis salutaires, ait pu renoncer
» aux sentimens qu'ils lui avaient d'abord inspirés,
» et se déclarer l'antagoniste d'une doctrine su-
» blime. » (*Lettre du 6 novembre* 1831, *pag.* 30.)

RÉPONSE.

Eh bien ! Monsieur et respectable ami, c'est précisément parce que le directeur de notre Société a vu nos somnambules, et qu'il s'est convaincu de la réalité des phénomènes, surtout de la communication avec les esprits, qu'il s'est déclaré l'antagoniste, non pas comme vous le dites, d'une doctrine sublime, mais de l'exercice, de la pratique du Magnétisme, et il a pris cette détermination, parce qu'il s'est pleinement convaincu comme moi, 1° que ce qui suscite les phénomènes du somnambulisme, c'est l'influence, ou l'action d'une puissance spirituelle sur l'individu qu'on y soumet ; 2° que cette influence peut être légitime ou illégitime. Or, considérée sous ce dernier rapport, la pratique du Magnétisme, livrée au premier venu, est évidemment très-dangereuse.

En effet, nous avons fait souvent la triste expérience, que les somnambules et leurs magnétiseurs ne se tiennent pas assez en garde, contre
les ruses de l'ange de ténèbres, qui malheureusement ne cherche qu'à faire des dupes en singeant
l'ange de lumière. Et n'avez-vous pas dit vous-
même, mon très-honorable ami, dans le Post
Scriptum de votre Lettre du 9 mai dernier,
pag. 44. « J'ai vu dernièrement quelques faits
» qui prouvent que la clairvoyance des somnam-
» bules s'étend bien loin. J'en ai vu aussi qui
» prouvent qu'il faut s'en méfier, en ce qu'ils
» se trompent quand ils parlent des maladies des
» autres. Plusieurs somnambules font des pré-
» dictions qui ne se réalisent point ; ils sont
» souvent dirigés par une influence étrangère et
» non par leur instinct. »

Oui, sans doute, il faut se méfier de tous ;
mais s'ils trompent, c'est parce qu'ils sont trompés
eux-mêmes ; et si leurs prédictions ne se réalisent
point, c'est qu'ils sont, dites-vous, dirigés par une
influence étrangère. Disons mieux, et appelons
franchement cette influence, *mensongère* et *illégitime*.

Vous ajoutez, et *non par leur instinct*. Nous ne
saurions admettre en ceci l'*instinct* ; car l'instinct

limite ses opérations à la conservation et à la réproduction de l'individu. Tous les actes qui n'ont point un rapport immédiat avec ce but, sont chez l'homme du domaine de l'intelligence. D'après cette vérité, si bien développée dans l'article *Instinct du Dict. des Sciences Médic.*, *par l'érudit philosophe chrétien*, M. *le docteur Virey*, vous me permettrez de vous répondre que les somnambules dans les cas précités, ne sont pas dirigés par des guides spirituels légitimes.

En effet, quelle serait, selon vous, cette influence étrangère? d'où viendrait-elle? du magnétiseur? Mais, le magnétiseur ne peut faire des prédictions ; son but, en approchant le somnambule, est de savoir ce qu'il ignore lui-même ; de s'instruire de ce qu'il ne peut pas prévoir. Nous avons conséquemment, le directeur et moi, quelque raison de désirer que l'exercice d'une science aussi scabreuse, ne soit confiée qu'à des mains pures et instruites de la vraie théorie de la clairvoyance des somnambules. Car c'est alors, et seulement alors que l'on saura se rendre raison de ce *discrimen* si varié que l'on remarque chez les divers somnambules, dont les uns sont vaniteux à l'excès, tandis que d'autres sont d'une extrême modestie ; les autres d'une grande pureté de mœurs et bien différens de ceux qui ont des dis-

positions tout opposées, et qui même, cherchent
à séduire leur magnétiseur ; fait que vous avouez
vous-même, dans votre Lettre précitée, du 6
novembre 1831, avoir vu une somnambule qui
composait et chantait des chansons si peu décentes, que le magnétiseur, homme de mérite,
fut obligé de la réprimander fortement. Eh bien !
si cet honnète homme avait pu soupçonner notre
théorie, et qu'il en eût fait l'application dans cette
circonstance, il aurait su se rendre raison de ce
langage *érotique*, par le discernement qu'il aurait
fait de l'esprit de ténèbres qui influençait la
somnambule. Et M. Gréa, que vous citez dans
la même Lettre, aurait su expliquer d'une manière plus rationnelle, comment il se fesait qu'un
somnambule l'avertit que deux personnes, à
celui-ci inconnues, trompaient son père qui habitait à 20 lieues de là, et allaient l'engager dans
une mauvaise affaire.

Il dit « que ces deux personnes s'occupaient
» en ce même moment de M. Gréa fils, et que
» c'était par cela même qu'il les voyait et qu'il
» entendait même leur discours. »

D'après votre théorie, comment expliquer ce
phénomène complexe ? car, il y a ici non-seulement la *vue dite lointaine*, mais ce qui est bien

plus merveilleux encore, *l'audition lointaine*. En effet, voilà deux personnes inconnues au somnambule, qui sont à 20 lieues de distance, sans rapport aucun avec lui, et que celui-ci, néanmoins voit, entend parler et discourir par cela même, dit-il, qu'ils s'occupaient de M. Gréa fils, son magnétiseur. Comment établissez-vous cette communication? Oui, sans doute, c'était bien parce que ces deux personnes s'occupaient de M. Gréa fils, dont ils redoutaient la vengeance, s'ils trompaient son père, que le somnambule les voyait, et qu'il entendait leur complot. Cette explication que donne le voyant est parfaitement d'accord avec notre théorie, parce que c'était dans l'intérêt de MM. Gréa père et fils, que cet avis était donné. Mais qui prenait tant d'intérêt à ce que M. Gréa père ne fut pas trompé dans cette affaire, et la dupe de ces hommes pervers? Ce n'est pas le somnambule, vous ne le direz point, attendu que M. Gréa fils ne le consultait pas pour cette affaire, car, il l'ignorait complètement. Le père Gréa ne se doutait aussi nullement que ses intérêts fussent lésés dans cette entreprise. Ainsi, personne ne se plaignait, personne ne demandait rien au somnambule touchant l'affaire en question. Qui donc, je le répète, a pris tant d'intérêt à une chose à laquelle aucun des MM. Gréa n'en prenaient point eux-mêmes, parce

qu'ils ne se doutaient pas du danger ? Selon
nous, la réponse à cette question est toute simple;
et celui qui prenait naturellement intérêt à ce que
M. Gréa père ne fût pas la dupe de ces hommes
pervers, était bien, sans nul doute, son guide
spirituel ; et c'est bien lui aussi qui, de concert
avec le guide du fils et celui du somnambule, ont
mis sous les yeux de celui-ci, ce tableau théomagnatique, où tous les personnages paraissaient
en action et s'entendaient même discourir ,
parce que deux voix imitaient celles des deux
complotans.

Si cette explication ne vous paraît point satisfaisante , veuillez bien , Monsieur et bien bon
ami, m'en donner une autre à laquelle je puisse
me rendre , et qui me force de renoncer à la
mienne.

2me OBJECTION.

—

« Les visions qui ont lieu dans l'état d'extase
» sont un fait très-surprenant ; mais il n'est
» nullement prouvé qu'elles ne soient pas une
» illusion.

» Il ne me paraît point probable, que les anges
» se montrent avec la figure et le costume qu'on
» leur suppose; qu'il y en ait de bons et de mauvais
» qui se trouvent ensemble ; que le somnambule
» voie dans le ciel la vierge Marie avec l'Enfant
» Jésus qui n'est plus enfant comme peu après sa
» naissance, mais bien la deuxième personne
» de la Trinité, le Fils de Dieu, le Rédemp-
» teur, etc. »

C'est ainsi que vous vous exprimez dans votre
précédente, en date du 16 août dernier, pag. 74,
et dans celle du 6 novembre 1831, vous avez dit :

» Il ne me paraît pas prouvé que les esprits su-
» périeurs (Magnates) soient les agens des phé-
» nomènes qui vous ont étonnés.

» Il est probable qu'ils se montrent dans cer-
» taines circonstances, et qu'ils puissent se montrer
» à des somnambules dont l'ame est dégagée de
» la matière ; mais ils ne sont ni la cause, ni les
» premiers agens des phénomènes du Magnétisme.
» C'est parce que cet état existe, qu'ils peuvent
» être aperçus ; mais ils ne l'ont pas produit, et
» les formes sous lesquelles ils se montrent, sont
» probablement, non pas réelles, mais créées par
» l'imagination des somnambules. Il en est qui
» ont des ailes ; mais comment des ailes seraient-
» elles attachées à un corps humain ? ils ont di-
» verses formes, et il en est qui représentent cer-
» taines vertus, comme la Sagesse, la Modes-
» tie, etc. Il y a des esprits enfans et d'autres
» vieillards; ils sont à-peu-près nus, ou bien, ils
» ont un costume particulier et distinct; il y a des
» ames de morts avec leurs habillemens terrestres;
» il y a des anges antérieurs à l'homme ; tout
» cela ne se conçoit pas, etc. etc. »

—

RÉPONSE.

Voilà, Monsieur et respectable ami, tout autant de vérités que vous ne pouvez admettre. Pourquoi ? parce que vous ne pouvez les concevoir. Concevez-vous mieux ce que c'est que Dieu ?

Dès notre enfance, on nous a dit : « *Que Dieu* » *était un esprit infiniment parfait, créateur et* » *maître absolu de toutes choses.* » Et lorsque nous avons demandé où était Dieu avant la création de toutes choses ? on nous a répondu : « *Il était en* » *lui-même toujours parfaitement heureux.* » C'est ici la croyance de l'Église ; la tradition défigurée des Indous, présente la même idée (*). A présent, je vous le demande : de ce que vous ne pouvez avoir une connaissance exacte de la nature et des perfections de la divinité, rejetez-vous ce que l'on vous en enseigne ? Non, assurement. Pourquoi n'agir pas de même dans l'objet qui nous occupe, si la vérité se montre à vous.

(*) Voir la Note VII.

Vous avouez être un composé d'ame et de corps, c'est-à-dire, de substance spirituelle et de matérielle. Pouvez-vous me dire comment l'esprit est uni à la matière? comment a lieu cette union? Il semble tout naturel que l'esprit ou l'ame elle-même, devrait savoir comment elle est unie à ses organes, parce que c'est elle qui a l'intelligence et non le corps. Cependant, elle l'ignore, puisqu'elle ne peut en rendre raison. Ainsi, vous voyez, mon honorable ami, que tout ce qui est au-dessus de la raison humaine, tout ce qu'elle ne peut concevoir, n'est pas pour cela une illusion. Les vérités que je vous rappelle ici, n'en sont pas moins de grandes vérités. Il en est ainsi d'une infinité d'autres.

Passons maintenant au costume des esprits. Commençons par celui des ames des morts qui apparaissent aux vivans.

Vous avez dit, dans votre Lettre du 6 novembre 1831, et je l'ai rappelé au commencement de celle-ci « que ce que le Magnétisme vous paraît
» démontrer rigoureusement, c'est la spiritualité
» de l'ame humaine, et par suite son immortalité
» après la mort...... C'est encore que les ames
» ainsi séparées des corps, peuvent dans certains
» cas, se mettre en rapport avec les êtres vivans,

» et leur communiquer leurs sentimens et leurs
» pensées. »

Vous avez relaté, dans la Lettre du 24 septembre 1830, datée de St-Dizier (*), un exemple
d'apparition qui eût lieu, sur la fin de l'année
1829, et qui vous parut tout-à-fait remarquable.
Cette apparition est celle d'un père, chéri ten-
drement d'une demoiselle somnambule. Ce père
était mort depuis peu de temps. Il y avait projet
de mariage entre la demoiselle et un jeune homme,
qui paraissait un parti convenable ; mais il ne
l'aurait pas rendue heureuse. Ce fut l'avis que le
père vint donner à sa fille pendant qu'elle était
en somnambulisme. Il lui conseille, en conséquence, de le refuser, et il ajoute qu'il s'en pré-
sentera bientôt un autre qui fera son bonheur.
Cette apparition eût lieu pendant deux fois ;
l'annonce se réalisa ; l'avis fut suivi, et la demoiselle vit heureuse avec le second jeune homme,
qu'elle a épousé.

A présent, voyons de quelle manière le père
s'est montré à sa fille, et à quel signe elle l'a
reconnu. Cette ame, séparée de son corps, n'a
pu se rendre sensible qu'en prenant une forme,

(*) Tome 1, pag. 131.

et cette forme, pour être reconnue de la demoiselle ne pouvait être que celle sous laquelle cette ame vivait sur la terre, c'est-à-dire, sous la forme humaine et avec les mêmes traits. Mais, cette forme humaine ne devait pas décemment se présenter toute nue à la demoiselle. Car vous conviendrez, sans doute, qu'un père qui vient donner des avis à sa fille et converser avec elle, ne doit pas lui apparaître sous une nudité révoltante qui aurait pu le faire méconnaître, bien loin d'inspirer de la confiance. Cette figure humaine avait donc un costume. Maintenant, quel costume doit-elle avoir revêtu? La réponse est bien simple et toute naturelle. Ce costume ne peut être que celui que portait habituellement le père en son vivant sur la terre, et sous lequel il est ainsi le mieux reconnaissable par sa fille. Si vous me demandez, à présent, quelle est la nature de ce corps, ou forme humaine que l'ame prend pour se rendre visible, et qui le lui donne? Je vous répondrai : ce corps est tout ce qu'il vous plaira qu'il soit; il sera fantastique, ou mieux, fantasmagorique, ou bien, il sera tel que m'a paru dans un panorama celui du grand homme, étendu sur son lit de mort à Sainte-Hélène, ou celui du général Bertrand, fondant en larmes, debout près de son lit. Enfin qui lui a donné ou permis de prendre ce corps? C'est celui-là même qui lui a donné la

liberté de se représenter à sa fille en somnambulisme. C'est *Dieu*.

D'après cet aperçu, il me sera facile de vous
faire concevoir, comment les esprits supérieurs
(Magnates) peuvent se rendre sensibles ou visibles aux voyans magnatiques, c'est-à-dire, influencés par ces mêmes esprits.

En effet, si l'esprit libéré de son enveloppe
matérielle, ou l'ame d'un mort qui, par cette
séparation est devenue *pur esprit*, obtient ou peut
obtenir du Tout-Puissant la faculté de se représenter à ceux qui lui étaient unis sur la terre par
les liens du sang, ou de l'amitié, en se rendant
visible à eux sous la forme ou figure qui peut le
mieux leur retracer les traits de son enveloppe
terrestre; pourquoi les envoyés du Très-Haut,
les messagers de sa puissante volonté, ne peuvent-ils
pas pour se rendre sensibles aux mortels, revêtir
telle forme qu'il plaira à l'Éternel de leur donner
ou de leur faire prendre?

Soit, direz-vous; mais des ailes attachées à un
corps humain, comment cela peut-il se faire? —
Auriez-vous ignoré jusqu'à présent, Monsieur et
digne ami, que ces ailes ne sont données à ces
esprits que pour les distinguer de ceux qui n'ont

pas semblable mission auprès des mortels ? les ailes sont leurs attributs, leur marque distinctive de *Messagers*, et c'est ainsi qu'ils sont représentés dans les tableaux de l'histoire sacrée comme dans celle du paganisme. Voyez dans nos temples les images des trois archanges *Michaël*, *Gabriel*, *Raphaël*; les peintres n'ont pas oublié de leur donner des ailes attachées à leurs épaules, parce que ce sont là les marques distinctives de leurs fonctions. Voyez d'autre part, *Mercure*, le messager des dieux, vous le reconnaîtrez aux ailes qu'il porte à la tête, ainsi qu'aux pieds. Mais, ces marques, ces attributs ne sont qu'allégoriques. Ce sont, comme vous voyez, les signes auxquels on reconnaît un ange, ou l'envoyé de la divinité.

En conséquence, mon respectable ami, si vous convenez que les anges (Magnates) peuvent apparaître aux voyans dans certaines circonstances, quoique vous n'admettiez pas que ces esprits soient la cause de la lucidité des somnambules, ni des phénomènes du somnambulisme, il est nécessaire, dès-lors, que pour apparaître et se rendre sensibles aux voyans, ils prennent une forme, une figure quelconque, réelle ou fantasmagorique.

Citons pour exemple , *Michaël.* Si la somnambule vous dit : «J'aperçois quelqu'un qui s'avance
» vers moi ; c'est un guerrier..... un beau jeune
» homme , portant un casque brillant sur la
» tête...... son corps est couvert d'une cuirasse
» gris de fer (ou de toute autre couleur)..... elle
» tombe jusqu'aux genoux ; est fendue depuis la
» ceinture et divisée en bandelettes...... il a des
» sandales aux pieds , attachées avec des rubans
» croisés plusieurs fois sur la jambe nue..... il
» a des grandes ailes derrière les épaules..... il
» porte une lance , ou une épée flamboyante à
» la main , etc. » A ce portrait, hésiterez-vous
de reconnaître *Michaël?* Mais pourquoi, dira-t-on,
ce messager prend-il le costume d'un guerrier ?
Parce que c'est ainsi qu'il est représenté sur la
terre , combattant l'ange rebelle à la tête de la
milice céleste , ou bien foulant à ses pieds le
dragon , et le perçant de sa lance.

En effet , dans la supposition que Michaël vient
se présenter à la somnambule, comment se fera-t-il
reconnaître , s'il n'emprunte pas les traits et le
costume sous lesquels il est connu, ou représenté
en ce monde ?

Il en serait de même d'un autre personnage
qui aurait vécu sur la terre ; de *Napoléon* , par

exemple ; s'il apparaissait à quelque somnambule,
pourrait-on le méconnaître, si celui-ci disait :
» Je vois comme dans une allée de verdure, un
» homme en redingote ; il s'avance lentement. ...
» il paraît rêveur, pensif...... il a une lunette
» d'approche, qu'il porte par fois à ses yeux.....
» à mesure qu'il s'avance, je distingue mieux son
» costume..... je vois sous sa redingote un habit
» militaire, et sur l'habit des décorations......
» Ah ! je vois le petit chapeau...... serait-ce
» Napoléon ?...... oui, c'est bien lui..... voilà
» l'aigle qui plane sur sa tête et qui le suit, etc. »
— Pensez-vous, mon cher et respectable ami,
que ce serait l'imagination du somnambule qui
créerait ce tableau ? Pour moi, je ne pourrais le
croire, surtout si l'apparition de Napoléon, était
accompagnée de quelque avis important de sa
part, et qui eut un but politique.

Il est facile d'expliquer, à présent, pourquoi
la *vierge Marie* apparait aux voyans avec l'Enfant
Jésus sur les bras. L'enfant est ici l'attribut spécial
de *Marie* ; c'est le signe qui la fait distinguer
des autres vierges, dans les tableaux où le peintre
aurait placé plusieurs personnages, comme dans
ceux où elle est seule, parce qu'elle seule est
vierge et mère.

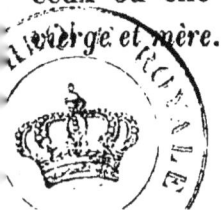

Voyons maintenant, s'il n'est pas possible, ou de plus probable que des anges de ténèbres se trouvent avec des anges de lumières, ou, comme vous le dites, qu'il y en ait de bons et de méchans qui se trouvent ensemble. — *Ensemble* ? Non ; nous n'avons pas dit cela. Les bons ne font pas société avec les méchans ; mais nous avons dit, et nous le répétons, que le tentateur cherche sans cesse à s'insinuer partout où il peut faire son métier, et notamment lorsqu'il s'agit d'entraver une bonne œuvre. Nous verrons, dans une dernière observation, qui sera le complément des preuves de l'influence des esprits sur les somnambules ; nous verrons, dis-je, que l'audacieux pousse l'effronterie jusqu'à se placer quelquefois sur l'autel, dans le temps même de la célébration des saints Mystères. Il cherche à distraire le ministre. Eh ! que ne peut-il oser, lorsqu'il a eu la prétention insensée de vouloir se faire adorer par le Fils de l'Éternel ? (*Luc*, *chap*. IV, ỳ. 3-12.) Pourquoi donc ne pourrait-il pas se présenter aux voyans, lorsque ceux-ci sont en communication avec le monde spirituel ? C'est ce que nous avons observé maintes fois dans nos séances ; mais fort heureusement il a été démasqué par nos voyans magnatiques. A l'œuvre on connaît l'ouvrier ; car, pourrait-on soutenir, Monsieur et bon ami, que les propos, chansons et discours érotiques qui sortaient de la bouche de la som-nambule dont vous avez fait mention dans votre Lettre du 6 novembre 1831 , fussent inspirés par un bon esprit, par un ange de lumière ? Cette somnambule était-elle de bonnes ou mauvaises mœurs dans l'état de veille ? quel était le but qu'elle se proposait en se fesant magnétiser ? C'est ce qu'il fallait noter ; car , elle ne pouvait avoir que de mauvaises intentions. En effet , malgré l'influence de l'homme de mérite qui l'avait mise en somnambulisme, il fallait que celle de l'esprit infernal qui la dominait fut *diablement* puissante , puisque nous voyons tout le contraire arriver chez les deux filles somnambules dont nous avons fait mention, savoir : vous, de celle endormie par M. Chap**, et moi, de celle magnétisée par le directeur de notre Société. Ces deux jeunes pécheresses livrées dans l'état de veille à Satan et à ses œuvres, à peine sommeillent-elles magnatiquement, qu'elles ont horreur de leur infâme métier, qu'elles parlent des moyens qui pourront les faire sortir du sentier du vice, et conséquemment les délivrer des griffes de Satan. Comment se fait-il donc que le Magnétisme soit un moyen de conversion pour celles-ci , et qu'il soit pour l'autre un moyen dont elle veut profiter pour séduire son magnétiseur ? Cette ma-ligne influence ne vient pas du magnétiseur ,

puisqu'il lui impose silence ; d'où lui viendrait-
elle donc , si ce n'est d'un esprit pervers, du tentateur lui-même ? car , je le répète , à l'œuvre ,
on connaît l'ouvrier.

Tous ces exemples , mon respectable ami ,
tendent à confirmer ce que j'ai avancé dans une
de mes précédentes, savoir : que la science du
Magnétisme est une science bien scabreuse. C'est
un océan rempli d'écueils. C'est une voie semée
de précipices. Tant qu'on n'aura point pour guide
la vraie théorie de la cause des phénomènes , on
n'y saurait marcher solidement et d'un pas assuré.
On s'exposera à être souvent la dupe d'une influence perfide , et l'on tombera de précipice en
précipice , d'abîme en abîme, d'où il sera bien
difficile de se retirer.

Voilà bientôt quatre ans , Monsieur et digne
ami , que vous m'avez honoré de votre bienveillante correspondance. Vous m'avez même permis
de combattre votre ingénieuse théorie ; je l'ai fait
bien consciencieusement. Mais les phénomènes
que j'ai observés et que j'ai opposés à vos ar-
gumens , ne vous ont point paru suffisamment
prouvés pour asseoir une théorie contraire à la
vôtre. En conséquence, pour retirer quelque fruit
de notre polémique, il est temps de procéder avec

ordre dans la discussion des phénomènes qui nous occupent. Il faudra donc examiner en quoi nous sommes d'accord, et en quoi nous divergeons, pour ne plus y revenir. Votre Lettre du 6 novembre de l'année dernière va nous fournir des données favorables au développement de la discussion. Ces données, je les trouve dans les propositions suivantes. C'est vous qui parlez en ces termes :

« 1° Entre le premier degré de somnambu-
» lisme, dans lequel la clairvoyance est impar-
» faite et bornée à un petit nombre d'objets, mais
» qui cependant, est bien distinct de l'état de
» veille, et le dernier degré dans lequel on
» connaît la pensée, dans lequel on voit à dis-
» tance, ou même dans l'avenir, dans lequel,
» enfin, se présente l'extase, il y a une différence
» immense ; mais, le principe est le même.»

R. D'accord avec vous.

« 2° Et si les phénomènes du dernier degré
» doivent être attribués à la communication avec
» des esprits, les plus simples devraient avoir la
» même cause. »

R. Parfaitement d'accord encore.

« 3° La somnambule qui vous dit simplement
» qu'elle a le ver solitaire, devrait être inspirée
» comme celle qui voit les choses les plus secrètes,
» et montre une clairvoyance merveilleuse. C'est
» ce qu'on ne peut supposer. »

R. C'est ce que nous ne supposons pas, mais
que nous affirmons être la vérité. Ici tout le
merveilleux n'est que pour celui qui écoute parler
la somnambule ; car pour celle-ci, il lui est aussi
facile de voir les choses les plus secrètes, que de
voir le ver solitaire. Elle n'a d'autre travail à
faire que celui d'examiner ce qu'on lui présente,
ou d'écouter ce qu'on lui dit.

« 4° Il est plus naturel d'admettre qu'il existe
» des facultés latentes dans l'ame humaine, et
» que ces facultés se manifestent dans l'état de
» somnambulisme où l'ame ne se sert plus des
» organes extérieurs, mais agit sans leur secours,
» ou même en se dégageant de la matière. »

R. Il n'est pas naturel d'admettre ce qui n'est
pas dans la nature de l'homme. J'ai dit et prouvé
dans ma dernière, au sujet de ces facultés latentes,
que c'est bien gratuitement qu'on attribue à l'ame
la faculté de prévision, celle de vue lointaine,
celle de quitter son enveloppe matérielle pour

apparaître à des personnes lointaines qui étaient
dans l'état de sommeil ordinaire, et même de
veille, et d'agir sur elles, etc. Car, il est ici
une remarque à faire très-essentielle ; comment
l'ame d'un somnambule peut-elle apparaître à
des personnes lointaines et se faire reconnaître
pour être celle qui est personnellement unie à son
propre corps, si elle s'est dégagée des liens de
la matière, si elle a quitté son enveloppe matérielle ? quelle est donc l'enveloppe d'emprunt à
laquelle elle s'est unie pour apparaître et se faire
reconnaître à son amie, ou à toute autre personne ? En effet, si l'amie la reconnaît sous les
mêmes traits et le même corps qu'elle a dans
l'état de veille, et qui, dans l'état présent de
somnambulisme, se trouve également sous les
yeux du magnétiseur, et converse avec lui ;
comment, le répéterai-je, l'ame de cette somnambule a-t-elle pu se créer subitement un corps
fantastique figurant parfaitement son propre
corps, ou enveloppe matérielle, qui n'a pas bougé
de place ? si elle ne l'a pas créé elle-même, qui
le lui a donné ? Vous voyez, mon bon ami, que
pour expliquer ce phénomène, il faut nécessairement que l'ame de la somnambule emprunte
un corps fantastique, pour apparaître et se faire
reconnaître à la personne de son choix. Et cela
ne peut avoir lieu selon les lois connues de la

nature ; il faut donc chercher ailleurs une autre explication que l'on ne saurait trouver qu'en admettant notre théorie, ce qui prouve ce que j'ai dit précédemment ,

Savoir : que la seule faculté latente que le Magnétisme pouvait éveiller chez l'homme , est celle qu'il possédait avant sa chute dans son état primitif d'innocence , faculté que l'ame tend à reconquérir lorsqu'elle peut avoir l'autocratie sur les sens qui la lui ont ravie ; faculté , enfin , que j'ai dit être celle de pouvoir contempler face à face les purs esprits , et de recevoir d'eux les communications qu'il plaît au Très-Haut de lui faire par la médiation de ces ministres de sa toute puissance.

« 5° D'après ce principe , on voit une gradation » entre les phénomènes simples et ceux qui sont » les plus merveilleux. »

R. Oui , sans doute , d'après les principes que j'établis , et non d'après aucuns autres qui ne sont ni dans la nature de l'homme , ni selon la raison , ni selon la foi, parce qu'à Dieu seul appartient de connaître le passé, le présent, l'avenir, et la puissance de lire dans le cœur de sa créature.

« 6° Lorsque les facultés s'exaltent jusqu'à un
» certain point, l'imagination peut jouer son rôle,
» voir souvent des choses extraordinaires qu'elle
» a créées, et avoir recours à des influences
» étrangères, pour expliquer des phénomènes
» qu'elle n'a jamais aperçus dans l'état de veille,
» et dont elle ne peut trouver une explication
» dans l'ordre naturel. »

R. Dans le somnambulisme, les facultés ne
s'exaltent point, et l'imagination ne crée point
des choses extraordinaires ; elle n'a pas de rôle
à jouer. En partant de ce principe vicieux, on
n'atteindra jamais la vérité ; quand on m'a présenté, dans un panorama, la colonne de la place
Vendôme ; quand j'ai vu dans un autre tableau
le *grand homme*, étendu sur son lit de mort, à
Sainte-Hélène, etc., mes facultés ne se sont point
exaltées, mon imagination n'a rien créé. J'ai
vu, et contemplé tout bonnement et bien tranquillement ces tableaux sans aucun effort d'imagination. Il en est ainsi du somnambule ; le seul
sentiment qu'il éprouve, c'est l'étonnement, qui
va quelquefois jusqu'au ravissement, de se trouver
dans un monde nouveau où viennent se présenter
à sa vue tant de choses extraordinaires dont il ne
saurait, sans doute, se rendre raison, s'il n'entrait
point dans les desseins du Tout-Puissant de l'éclairer

là-dessus. Mais cette explication, quand elle a lieu, c'est-à-dire, lorsque les somnambules reçoivent cette faveur du ciel ; cette explication, dis-je, n'est pas moins dans l'ordre naturel, et si elle ne nous paraît pas telle, c'est que nous ne connaissons point l'accord, l'harmonie, l'ordre qui règnent dans toute la création, et notamment les rapports établis par le Créateur entre le monde visible matériel et le monde invisible spirituel.

« Mais, vous me direz : Ne voyons-nous pas
» des somnambules qui, pour intéresser leur
» magnétiseur, prétendent avoir fait une décou-
» verte, par exemple, de papiers de famille,
» dont celui-ci doit tirer des grands avantages ?
» Ces somnambules désignent le lieu où sont
» cachés ces papiers importans, ils en font une
» description très-détaillée. Mais lorsqu'on se
» transporte sur l'endroit désigné, non-seulement
» on n'y trouve rien, mais on voit que la des-
» cription en est tout-à-fait bizarre, et qu'il n'y
» a que fausseté dans les visions du somnambule.
» N'est-ce pas là le rêve d'une imagination exaltée,
» désordonnée ? »

Non, Monsieur et cher ami, j'ai déjà répondu à cette objection dans les Réflexions faisant suite

à la première Observation de mon deuxième
Mémoire psycologique (*); et je répète que la
somnambule, dans cet exemple, n'induisait à
erreur son mari que parce qu'on la trompait elle-
même.

La description des lieux était fausse et tout-
à-fait bizare, parce qu'elle les voyait ainsi dans
des tableaux menteurs, présentés par un esprit
de mensonge, tableaux dont la dame somnambule fesait néanmoins une description fidèle.

Il en est ainsi de tous les somnambules qui se
trouvant sous une influence illégitime, induisent
à erreur ceux qui les consultent.

Toutes ces objections n'infirment en rien notre
théorie, pas plus que celle de l'invisibilité des
esprits qui ne pouvant tomber sous les sens, rend,
selon les fauteurs du philosophisme, leur existence très-hypothétique. Vous êtes bien loin de
partager cette opinion, Monsieur et digne ami,
et je n'ai pas à la réfuter; car, si l'invisibilité
d'une chose était une raison suffisante pour en
nier l'existence, il faudrait alors nier celle de
Dieu lui-même.

(*) Tome 1, pag. 237.

Au reste , il en est de ces philosophes modernes qui nient l'existence des esprits , par cela seul qu'ils ne peuvent tomber sous les sens , comme de ceux qui , avant l'invention du microscope , auraient nié l'existence des animalcules infusoires. Si les sens ne pouvaient auparavant les atteindre à qui en était la faute ? n'était-ce pas aux moyens, aux instrumens qui manquaient ? Que l'homme trouve donc un instrument favorable , il se convaincra de l'existence des esprits , comme il s'est convaincu de celle des animalcules microscopiques (*) ; et le Magnétisme n'est-il pas cet instrument ? Mais , l'air que nous respirons dans l'état qui nous paraît le plus pur , est peuplé d'un nombre infini d'atômes de toute espèce, et l'homme, ignorant et grossier , se moquerait de celui qui lui parlerait de ces atômes et de ces animalcules.

Cela doit être ainsi. Dieu, dit encore le livre , fit le monde , et le livra aux disputes des hommes. (Ecclésiaste , chap. III , ✣. 11.) De plus, enclin à l'idolâtrie depuis sa déchéance de sa noble et pure origine , l'homme tend à s'éloigner de son Créateur , pour ne voir que la créature qui peut tomber sous ses sens. Il cherche la vérité , et quand il l'a trouvée , il ne sait pas la conserver.

(*) Voir la Note VIII.

Voilà pourquoi l'on remarque ce cercle per-
pétuel de lumières qui s'éteignent, se rallument
pour s'obscurcir et s'éteindre encore après un
certain temps. Mais la vérité perce de siècle en
siècle le voile dont on la couvre. Elle n'attend
que son jour pour se montrer. Oui, la vérité,
ce bien suprème, les hommes n'ont pu supporter
sa nudité, et ils l'ont voilée chacun à sa manière.
Ils ont cru la rendre plus respectable, ou ajouter
à sa beauté, et ils l'ont défigurée.

Mais n'y aurait-il pas de vérités qu'il n'est point
permis à l'homme de pouvoir pénétrer? Oui,
sans doute, il y en a; eh bien! n'en serait-il pas
ainsi de l'existence des esprits? Non, parce que
l'instrument, le moyen de s'en assurer est trouvé.
Tout homme qui cherche la vérité de bonne foi
et avec un cœur droit, l'aura toujours en sa puissance. Ce moyen, qui le donne? la haute *science*,
le *Magnatisme*.

Je ne pousserai pas plus loin les citations. Ces
données suffisent pour nous éclairer sur le point
de controverse qui nous divise et auquel il faut
toujours en revenir. Ce point, ce pivot, c'est le
mot *Magnatisme* et sa définition. Vous ne pouvez
approuver, dites-vous, ce néologisme, parce
qu'il ne vous paraît pas démontré que les esprits

supérieurs (Magnates') soient les agens des phénomènes qui m'ont étonné, attendu que le simple
Magnétisme produit des effets analogues. Mais,
c'est toujours à recommencer, parce que c'est
une pétition de principes. Vous ne pouvez admettre le mot, parce que vous ne pouvez admettre la chose. Pour que vous puissiez admettre
la chose, il faudrait pouvoir vous donner les
moyens de susciter les même phénomènes entre
vos mains, et quand même ces phénomènes
seraient produits sous vos yeux, vous ajoutez :
que vous douteriez encore de la cause. (Lettre
du 6 novembre 1831.)

Que faudra-t-il donc faire ? qu'exigez-vous de
plus pour vous dépouiller du vieil homme ? Hélas !
mon respectable ami, je vous ai déclaré à ce
sujet mon impuissance maintes et maintes fois.

Je vous ai répété ce que vous avez dit vous-
même dans plusieurs de vos précieux écrits :
*Omne datum optimum, omne donum perfectum
desursùm est, descendens à patre luminum, etc.*
Et cette vérité incontestable devrait, ce me semble,
suffire, pour dissiper vos préventions.

Mais, voici un exemple de prévision tout à fait
remarquable par sa coïncidence avec celle d'une

personne qui, d'après votre théorie ou toute autre adoptée en France, ne pouvait être dans l'état de somnambulisme magnétique, attendu que personne ne l'avait magnétisée. Comment qualifierez-vous cette prévision ainsi que la prédiction qui la suivit. Quelle place leur assignerez-vous dans votre tableau ou cadre magnétique ?

Un mot s'il vous plaît là-dessus, mon respectable ami, et croyez-moi toujours avec les sentimens les plus affectueux.

Votre dévoué, etc.

Le Solitaire du Mont-Luberon.

De ma Solitude, le 25 septembre 1832.

OBSERVATION.

———

PRÉVISION SINGULIÈRE VENANT A L'APPUI DE LA DOCTRINE DU SPIRITUALISME.

———

Madame D***, de la ville d'Aix, ma proche parente, atteinte d'hémorragie utérine, par suite d'une fausse couche, faite au terme d'un mois et demi à deux mois de grossesse, se trouvait à l'agonie quand je fus appelé auprès d'elle, le 7 avril 1819. Son mari m'écrivait de me hâter de partir, attendu que la perte qui durait depuis quinze jours était devenue si abondante depuis quatre jours, qu'aucun secours de l'art n'avait pu l'arrêter. D'après ces renseignemens et la connaissance que j'avais moi-même des talens des médecins qui soignaient la malade, il me parut que pour la sauver, il fallait interroger le ciel. En effet, nous allons voir que ce n'est que d'en-haut que pouvaient venir les moyens de lutter contre la mort qui attendait la victime au chevet de son lit.

En conséquence, ayant pris la route de *Cadenet* pour me rendre auprès de la malade, je mis pied à terre dans cette commune, afin de m'aboucher avec celle de nos somnambules qui serait disponible.

Mais il se présente ici une difficulté ; la malade n'est pas connue de la somnambule. Comment celle-ci pourra-t-elle se mettre en rapport avec elle? D'après la théorie reçue et seule avouée en France, il faut pour établir ce rapport, placer entre les mains de la voyante quelque objet porté ou du moins touché par la malade, et ce moyen intermédiaire nous manquait. Néanmoins, dès l'instant que la somnambule jouit de la lumière magnatique, elle connut le motif et le but de mon voyage. La malade lui apparut dans son lit telle que je la trouvai moi-même le soir à mon arrivée à Aix. La somnambule ajouta que cette dame avait reçu les secours de la religion, mais que ceux de la médecine ordinaire étaient ici en défaut. Cependant, poursuivit-elle, vous allez employer les mêmes moyens dont les médecins ont déjà fait usage sans succès, et ils seront efficaces entre vos

2.   8

mains, au grand étonnement de tous. Ces moyens,
les voici :

« Arrivé auprès de la malade, lavez vos mains
» avec de l'eau seulement, et après les avoir
» bien essuyées, trempez la main droite dans du
» bon vinaigre et posez-la de suite sur le bas-ventre
» de la malade. Laissez-la sur cette région pendant
» dix minutes. Retrempez-la de nouveau dans le
» vinaigre et posez-la sur la poitrine pour l'y tenir
» encore dix minutes. Trempez une troisième fois
» la main dans le vinaigre, et appliquez-la pendant
» dix minutes sur le cœur.

» Ces trois applications doivent se faire avec
» intention et sans distraction, c'est-à-dire, que
» vous prierez Dieu mentalement de bénir votre
» travail.

» Après cette opération préliminaire, vous
» ferez piler de la racine de grande ortie bien lavée
» pour en faire une pâte, dont vous prendrez
» gros comme une noix pour placer sous chaque
» aisselle de la malade. Faites ensuite avec la
» même pâte un cataplasme grand comme la main
» que vous mettrez sur un linge, et appliquerez
» au-dessus de l'os qui termine en-bas l'épine
» du dos.

» Tels sont les moyens que vous allez opposer
» à cette grave maladie : ayez la foi, confiance
» en la bonté divine, et soyez sûr du succès. Vous
» rendrez une mère à sa famille éplorée ; mais
» rappelez-vous de dire à tous, que c'est Dieu
» seul qui guérit et non le médecin. A Dieu seul
» soient donc rendus, gloire, honneur et re-
» connaissance ! »

La séance ainsi terminée, je partis dans ces
bonnes dispositions, et j'arrivai à Aix sur le soir,
à la nuit tombante. Je trouve la famille dans la
désolation. « Vous serez venu trop tard, me disait
» l'un ; la malade n'a plus que le souffle, me disait
» l'autre. Rassurez-vous, leur dis-je à tous, elle
» ne mourra point. » En discourant ainsi, je me
trouve auprès de la malade que je vois, en effet,
réduite en un tel état qu'on pouvait dire d'elle
que ce n'était plus, dans toute la force du terme,
qu'un cadavre vivant, (*corpus ex sangue.*) Plus
de mouvement, les yeux clos, teinte de la mort
sur toute l'habitude du corps, pouls à peine
sensible.

Je m'empresse de faire les applications prescrites pour arrêter la vie qui s'échappe. Déjà
mes mains sont lavées, essuyées, et la droite est
trempée dans le vinaigre. Je dis de découvrir le bas-

ventre , lorsqu'on me fait observer que de larges compresses imbibées du même liquide couvrent toute cette région abdominale , et qu'en outre des tampons imbibés tout de même , sont placés à l'ouverture de l'utérus , sans que la perte puisse s'arrêter , attendu qu'à mesure qu'on enlève les tampons pour les renouveler , de gros caillots de sang sont rendus, et après eux , un sang vermeil continue de couler. Malgré les criailleries de quelques-uns , je fais tout enlever , compresses et tampons , et je fais l'application d'abord sur le bas-ventre , en continuant ainsi de suite comme cela a été prescrit par la somnambule. J'invite les assistans à prier Dieu pour qu'il bénisse le remède. Les trente minutes sont écoulées , les trois applications sont faites , et au grand étonnement de tous, la malade ouvre les yeux , elle me reconnait et me serre la main. Le sang ne coule plus. Nous rendons tous grâces à Dieu.

La nuit est bonne. La malade ne prend que de l'eau sucrée magnétisée. Le lendemain matin , les médecins qui la croyaient morte sont stupefaits de la voir en si bon état. On me demande quels sont les moyens que j'ai employés? « Du vinaigre » seulement , leur dis-je , dans lequel j'ai trempé » la main que j'ai appliquée sur les régions de » l'utérus , de la poitrine et du cœur. En outre,

» on a placé de la pâte d'ortie sous les aisselles
» et sur le sacrum. » — « Nous avons fait à
» peu près tout cela, me répondit-on, nous
» avons appliqué des compresses imbibées de
» vinaigre, sur le bas-ventre, et de plus, nous
» en avons arrosé des tampons que nous avons
» placés à l'orifice de l'utérus, et renouvelés à
» plusieurs reprises ; mais toujours sans succès. »
— « Et moi, répliquai-je, j'ai fait tout enlever
» jusqu'aux tampons avant l'application de ma
» main, sans craindre une nouvelle hémorragie.
» J'en prends à témoins tous les assistans..... »
Soit dépit, soit tout autre sentiment que je ne
veux point qualifier, nos Messieurs se retirèrent
avec l'espoir sans doute que la perte ne tarderait
pas à revenir, pour emporter la malade. Il en
fut tout autrement ; car, son état s'améliora
chaque jour ; la perte ne revint plus, et quatre
jours après (jour du samedi-saint) Madame D***
se trouvait assez bien pour me permettre de la
quitter, pour quelques jours, sans danger. Je dis,
pour me permettre, mais je dois dire que j'y fus
autorisé par la somnambule avec laquelle je cor-
respondais chaque jour, quoique à cinq lieues
de distance, et qui dictait elle-même le traitement ;
et de plus, observez que la somnambule n'avait
reçu pour tout rapport avec la malade que la lettre
que j'écrivais, sans néanmoins la faire toucher en

aucune manière à Madame D*** ; enfin, que je ne l'adressais pas au magnétiseur, mais à une autre personne de la société qui la lisait seulement à la somnambule, pour l'informer de ce que j'avais fait et de ses résultats. En conséquence, après avoir pris congé de la malade, je partis d'Aix le samedi 10 avril, et ne revins auprès de Madame D*** que le mercredi suivant (14). Mais avant mon départ, vous présumez bien que j'ai dû m'aboucher avec la somnambule.

En effet, le lundi 12 avril, je me rendis auprès d'elle, et dans une séance, qui eut lieu à trois heures de l'après-midi, je lui fis les questions suivantes :

D. Comment se trouve Madame D*** ? R. Je ne le sais point encore.

D. Je prie mon guide fidèle de se transporter auprès de la malade et de s'assurer de son état. R. Il est parti. (*Quelques minutes de silence.*)

D. A-t-il reparu ? R. Oui.

D. Qu'annonce-t-il ? R. Il dit qu'il n'est point encore assez au fait des maladies, pour faire sur la malade un rapport exact.

D. Mais encore, que dit-il? le mal de tête dure-t-il toujours? R. Oui, mais léger.

D. A-t-on appliqué aujourd'hui des tranches de citron sur les tempes? R. Il ne les a point aperçues...... mais aussi, on la fait trop parler, et cela lui porte à la tête.

D. Si mon ange ne peut connaître tous les détails de l'état présent de la malade, je le prie d'aller chercher et d'amener avec lui l'ange de Madame, lequel ne la quittant point, doit savoir tout ce qui se passe autour d'elle.

R. Cela ne peut avoir lieu, attendu qu'en ce moment la malade est assise sur son lit, soutenue par deux carreaux, et son ange la soutient également.

D. Est-elle seule? R. Il y a deux personnes avec elle, ce sont deux femmes. (*Elle en donne le signalement, et je vois que ce sont deux voisines que je connais*). Il est trois heures et demie.

D. Lui donne-t-on toujours du kina malgré ma défense?

R. Il ne le sait pas ; mais , s'il en est ainsi , cela contribue à entretenir son mal de tête.

D. Mon ange a-t-il vu la fiole du kina sur la cheminée ?

R. Non , elle n'y est pas...... « Au reste,
» Madame n'est point mal, elle languit de ne
» pas vous voir arriver , vous devez hâter votre
» retour auprès d'elle , pour la guérir de ses
» coliques venteuses, en lui faisant des passes sur
» le bas-ventre , pendant un quart d'heure , de
» haut en bas , et appliquer ensuite la main
» sur son estomac pendant le même espace de
» temps...... vous lui ferez de suite après, des
» passes générales , et tout cela lui fera du bien. »

Muni de ces instructions , je me rendis à Aix le 14 avril. Je trouvai la malade assise sur son lit , prenant une crême d'avenat, et très-satisfaite de son état , à part quelques coliques, occasionnées par les flatuosités énoncées, etc. , que je dissipai de suite , en suivant l'ordonnance. Me proposant alors de faire un voyage à Marseille , j'en fis part à la malade, qui me dit que je pouvais la quitter sans inconvénient. En conséquence , je fus louer une place à la diligence, pour partir le vendredi matin.

Telles furent mes dispositions ce jour-là, lorsque le lendemain jeudi, je reçus par la poste une lettre dictée par la somnambule. Cette lettre portait défense de quitter la malade un seul instant, attendu que dans la nuit du vendredi au samedi de grand matin, la perte reparaîtrait encore et pourrait entraîner la malade, si elle n'était secourue par les mêmes moyens déjà employés. Cette lettre venait fort à propos pour contrarier mon projet de voyage. Mais l'état de Madame D*** était si satisfaisant que je crus pour cette fois notre voyante en défaut. En conséquence, je ne parlai du contenu de la lettre à personne, et je fis mes préparatifs pour partir le lendemain vendredi à cinq heures du matin. Quatre heures sonnent; un torrent de pluie tombe en ce moment. On frappe à la porte pour m'éveiller et partir. Je m'habille et je vais prendre congé de la malade. Elle a reposé tranquillement. L'état du pouls est des plus rassurans, et je ne vois pas de symptômes précurseurs qui puissent me faire croire au fâcheux pronostic de la somnambule. Je fais mes adieux à la malade, pour trois jours seulement, et me voilà dans l'antichambre où reposait le mari qui, s'éveillant tout à coup en sursaut, et bien effrayé, me dit d'un ton bien inquiet : « Vous partez donc, mon ami, vous » quittez la malade : hélas ! Dieu fasse que mon

» songe ne se réalise point. — Qu'avez-vous donc
» songé, lui dis-je, de tant sinistre? — J'ai
» songé, reprit-il, que vous étiez parti ; mais à
» peine la voiture avait-elle fait un quart-d'heure
» de chemin, que ma femme s'est trouvée nageant
» dans son sang et vous demandait à grands cris.
» Je me suis précipité sur le chemin de Marseille,
» courant à toutes jambes après vous. Désespéré
» de ne pouvoir vous atteindre, je bondissais
» dans mon lit, et je me suis éveillé tout trempé
» de sueur. Devenu plus tranquille en recon-
» naissant l'erreur de mon songe, je me suis ren-
» dormi ; mais bientôt après, le même tableau
» sanglant s'est présenté à moi. Je m'éveille dans
» la même agitation ; je reconnais une deuxième
» fois mon erreur, et je m'endors encore. Mais
» l'effrayant tableau me poursuit, et j'étais en
» ce moment à courir après vous, quand vous
» êtes entré dans cet appartement. Ah ! comme
» je suis fatigué. Je frémis encore en pensant à
» ce que j'ai vu. »

Soudain je tire la lettre de mon portefeuille,
et la lui présentant ; lisez, lui dis-je, cette lettre
que j'ai reçue hier de *Cadenet*. J'ai fait peu de
cas de l'avis qu'on m'y donne, voilà pourquoi
ce tableau sanglant vous a été présenté trois fois
cette nuit. C'est la voix de Dieu. Il veut m'ins-

ruire et me donner une leçon en sauvant la malade.

Rassurez-vous , je ne la quitterai point. Je vais me remettre au lit jusqu'au jour. Dans ce moment il pleut à verse. Je dirai à la malade , que je n'ai pas voulu partir avec cet orage. — Je gagnai de suite ma chambre , et me remis au lit.

Le jour arrive, on dit à Madame que je ne suis point parti à cause de la pluie, et voilà qu'elle rit aux éclats. Elle ne cessa de toute la journée de me plaisanter sur ma poltronnerie, et la nuit vint mettre fin à cet innocent badinage. Tout est calme , tout dort dans la maison. La minuit est passée , et notre malade repose du sommeil le plus tranquille. Mais l'horloge a sonné l'heure fatale ; il est quatre heures, et tout à coup la scène change. Des épreintes , des tiraillemens dans le bas-ventre , des douleurs dans les lombes commencent à se faire sentir ; la malade s'effraie. Voici , dit-elle , à la garde , les avant-coureurs de la perte de sang ; elle va revenir ; je suis perdue. Le mari est averti , et la garde vient m'éveiller. Je m'habille en toute hâte, et me voilà auprès de Madame. Un sang noirâtre a déjà paru , des caillots noirs dont la matrice se débarrasse , sont

expulsés, les douleurs augmentent, et avec elle
la terreur dans l'ame de la patiente.

« Soyez tranquille sur votre sort, lui dis-je,
» Dieu veut vous sauver. Je savais d'avance ce
» qui vient d'arriver, et s'il faut vous le dire,
» pour vous rassurer, ce n'est point la pluie qui
» m'a empêché de faire ce voyage de Marseille,
» mais c'est fort bien l'événement qui vient d'avoir
» lieu à la même heure qu'on me l'avait annoncé
» dans une lettre que je reçus avant-hier; votre
» mari va vous attester ce que je vous dis, attendu
» qu'il a fait lecture de cette lettre hier matin.
» Ainsi, rassurez-vous; ayez confiance, je vais
» répéter sur vous les mêmes applications du re-
» mède, Dieu le bénira, et vous serez à l'abri
» de toute récidive. »

Je procède de suite aux mêmes applications.
La malade a l'esprit plus tranquille; douleurs,
épreintes, flux, tout a cessé.

La sécurité remplace la terreur, le calme le
plus parfait succède à l'orage, et la malade est
sauvée une deuxième fois. Il m'est enfin permis
de faire le voyage projeté. Le lendemain, dimanche, je partis pour Marseille, d'où je ne
revins que trois jours après.

Une nouvelle lettre de la somnambule, qu'on me fit passer le lendemain de mon arrivée à Marseille, m'annonçait que tout danger était passé, et qu'un sentiment intérieur devait me dire que je pouvais faire tranquillement mon voyage. A mon retour, tout allait de mieux en mieux. La convalescence s'établit, et la guérison fut complète dans peu de temps.

Vous me permettrez, mon respectable ami, d'ajouter quelques réflexions à cette Observation, qui présente un phénomène singulièrement remarquable.

RÉFLEXIONS.

Cette Observation nous fournit des preuves sans réplique de l'influence d'une puissance supérieure dans le traitement de cette maladie qui était mortelle d'après l'état des choses sus-mentionné. Cette influence est évidente : 1° dans le rapport qui s'établit de suite entre la malade et la somnambule, dès l'instant que celle-ci vit la lumière,

nonobstant la difficulté que j'ai signalée dans la
notice. En effet, ni la somnambule, ni son magnétiseur ne connaissaient la malade. On n'avait
mis entre les mains de la voyante aucun objet
touché par Madame D***; comment donc quelque
rapport a-t-il pu s'établir selon votre théorie?
Ce qui s'échappait du magnétiseur sur la magnétisée est bien quelque chose assurément; mais
comment se fait-il que ce quelque chose que vous
appelez *Magnétisme*, ait pris la ressemblance de
la malade pour la montrer aux yeux de la somnambule, dans son lit de mort imminente, ayant
toute l'habitude du corps d'une teinte cadavreuse,
et surtout avec cette circonstance qu'elle avait
reçu les Sacremens de l'église? comment ce
quelque chose a-t-il pu dépeindre l'action du
Sacrement sur la moribonde? ce quelque chose
serait-il sorti de moi qui pouvais seul avoir rapport
avec la malade? mais, je ne l'avais pas touchée,
je n'avais pas non plus touché la somnambule
avant qu'elle jouit de la lucidité, et qu'elle eût
annoncé qu'elle voyait la malade.

Veuillez donc bien me dire, mon digne ami,
comment votre théorie peut établir cette communication si intime, que jusqu'à l'impression du
Sacrement, rien n'est oublié, rien n'échappe à
la clairvoyance de la somnambule? Pour nous,

vous le savez , rien n'est plus facile. La somnambule n'a pas eu grand effort d'imagination à faire ;
elle n'a pas créé le tableau fantasmagorique ; mais
elle l'a vu sous ses yeux dans le *théorama* ou *panorama magnatique* , comme moi , je vis la colonne
de la place Vendôme, le grand homme, etc. dans le
panorama dont j'ai déjà fait plusieurs fois mention.
Mais qui lui a présenté ce tableau? Ce ne peut
être qu'un envoyé de celui qui seul a puissance
sur la mort , de l'arbitre de nos destinées , et qui
dès le début de ma mission a manifesté sa bonté
divine et sa miséricorde en faveur de l'infortunée
mère de famille , et ce jusqu'à parfaite guérison.

2° L'influence de cette puissance supérieure ,
peut-elle être méconnue dans les trois applications
de ma main sur les trois régions du corps de la
malade? On ne pourra certainement point objecter
que c'est à la vertu du vinaigre que la moribonde
doit son salut , attendu que ses médecins avaient
prodigué ce liquide sur la malade avant mon
arrivée , mais bien infructueusement ; ils avaient
en outre porté cette même substance sur l'orifice
de l'utérus pour agir plus immédiatement sur ses
vaisseaux sanguins. On a vu , cependant , que
j'ai fait enlever ces tampons avant que d'agir sur
la patiente. Néanmoins , tout cède à mes applications. La malade ouvre les yeux et me serre la

main. D'où venait donc cette vertu donnée à ma main, si ce n'est d'en-haut? oui ; d'en-haut, mon respectable ami ; je le redirai mille fois.

3° Mais cette prévision si précise , si bien circonstanciée , comment la somnambule, qui est à cinq lieues de la malade , qu'elle ne connaît point, qui n'a même plus aucun rapport magnétique avec elle, ni avec moi , puisque je ne croyais plus avoir besoin d'elle , vu le bon état de la malade ; comment, dis-je , la somnambule, malgré ce bon état actuel , prévoit-elle que samedi de grand matin tout ce mieux disparaîtra, et que la perte reviendra avec tout son cortège mortel ? D'où vient ce grand intérêt qu'elle porte à la malade sans qu'on le lui demande? C'est le Magnétisme qui opère tout cela , me répondrez-vous. Mais comment l'opère-t-il? — On ne peut l'expliquer. — Pourquoi? — Parce qu'on ne peut le comprendre. — Dites mieux , parce qu'on ne veut pas le comprendre ; car , si ce que l'on entend par *Magnétisme* ne peut en aucune manière expliquer ce qu'on avoue être inexplicable, même d'après la définition que vous en donnez vous-même , pourquoi ne pas se rendre à l'évidence , surtout lorsqu'elle est si bien caractérisée, si manifeste dans l'Observation présente?

Je veux bien admettre un moment avec vous que la faculté de prévision , de latente qu'elle était chez la somnambule, est devenue manifeste tout à coup, par cela même qu'elle est entrée dans l'état magnétique selon le sens que vous l'entendez. Mais ce songe, disons mieux, cette vision du mari, qui se répète trois fois dans la même nuit pour arrêter mes pas , pour me reprocher mon peu de foi , le mépris même ,. si j'ose le dire, de l'avis salutaire de la voyante, comment en expliquez-vous l'à-propos et la coïncidence avec la prévision de la somnambule ? M. D***, mari de la malade ne pouvait être dans l'état magné_tique. Personne ne l'a magnétisé. Comment se fait-il 'donc qu'il ait eu lui-même subitement et à point nommé , cette faculté de prévision qui se répète trois fois de suite dans la nuit , et d'une manière si sensible pour lui, qu'il ne peut se méprendre sur le danger que court sa femme ? qu'on la lui montre nageant dans son sang, et périssant par la faute du médecin qui l'a quittée pour suivre une idée funeste, à laquelle il s'attache malgré qu'on l'ait averti des suites dangereuses dont son absence serait cause ?

Serait-ce encore l'instinct qui aurait opéré ce merveilleux accord entre la vision de la somnambule et celle du mari de la malade ? Ah ! de grâce,

mon respectable ami, ouvrez les yeux une première fois, et ne dédaignez point de reconnaître
ici vraiment le doigt de Dieu.

Car on ne peut s'y tromper; mais prenez garde,
si vous faites cette concession, force vous sera
de dire avec moi : Cette vision est vraiment
Magnatique. Et comme elle coïncide et concorde
parfaitement avec la prévision de la somnambule,
puisqu'elle présente le même tableau, pourquoi
refuserions-nous d'assigner à celle de la somnambule la même source que celle du tableau sanglant
présenté trois fois à M. D**, mari de la malade?

Je vous laisse à vos réflexions, et vous me
direz, je vous en prie, si c'est là du magnétisme,
ou bien du *magnatisme.*

Toujours tout à vous de cœur et d'ame.

Le Solitaire du Mont-Luberon.

De ma Solitude, le 30 septembre 1832.

RÉPONSE.

—

M. DELEUZÉ, AU SOLITAIRE.

Paris, 14 novembre 1832.

VEUILLEZ bien agréer mes excuses et mes regrets, mon bien cher ami, sur l'inquiétude que vous a causé mon silence, et surtout ne doutez point de mon attachement, de ma confiance et de ma haute considération pour vous. Peu de jours après avoir reçu votre intéressante Lettre avec les nouveaux détails et les observations qui l'accompagnent, je suis tombé malade, et dans un état qui ne présentait pas de danger pour la vie, mais qui n'en était pas moins très-pénible. Ma maladie était la suite du chagrin, et ce chagrin était causé par les pertes que j'avais faites, et par l'état maladif de Madame Hal** et de celui de ma nièce qui était très-alarmant; j'avais perdu entièrement la mémoire; j'ai eu des maux de tête, je ne

pouvais lier mes idées, et je ne me suis pas trouvé
capable d'écrire un billet de quelques lignes,
pendant plus d'un mois. Je suis mieux aujourd'hui,
mais il me faudra encore quelque-temps pour
retrouver une partie de mes facultés intellectuelles;
Dieu fasse que je puisse me rétablir assez bien
pour renouer ma correspondance avec vous.....

J'avais lu vos derniers écrits avec le plus grand
intérêt ; mais après les avoir lus même plusieurs
fois, je ne m'en souvenais plus. Je les ai remis
à M. Chap**. Il ne vous a pas écrit, parce qu'il
n'adopte pas votre système sur l'intervention des
esprits. Il admire votre logique; il ne doute
d'aucun des faits que vous avez vus, il est convaincu que vous ne vous permettriez jamais de
soutenir un fait dont vous ne croiriez pas avoir
acquis la certitude ; mais il trouve tant d'objections à votre théorie, qu'il ne peut l'adopter.
Je suis à peu près dans le même cas, quoique je
sois persuadé que dans l'état de somnambulisme
on peut être en rapport avec des êtres purement
spirituels, et que les phénomènes du Magnétisme
prouvent la spiritualité de l'ame, et son action,
sans le secours des organes dont elle se sert dans
l'état ordinaire. Vous voyez que c'est déjà beaucoup que le Magnétisme nous offre des preuves
nombreuses de la spiritualité et de l'immortalité

de l'ame, et de la possibilité de sa communication
avec les esprits.

Mais je ne crois pas que ce soient des anges
qui dirigent et conduisent les influences magnétiques, et qu'ils soient les agens des phénomènes.
Je n'approuve point par cette raison la substi-
tution du mot *Magnatisme*, à celui de *Magnétisme vital*, qui est généralement reçu.

Je désirerais beaucoup que vous consentissiez
à publier votre travail, c'est-à-dire, les Lettres
et Mémoires que vous m'avez adressés. Ce serait
une nouvelle théorie, un nouveau système, qui
est appuyé sur des faits très-remarquables. Peut-
être en faudrait-il supprimer quelques-uns, tels
que ceux d'objets matériels apportés par des êtres
invisibles; on n'y croirait pas. Il ne faut pas oublier non plus que le Magnétisme est pratiqué
avec le même succès par des hommes qui n'ont
pas les mêmes opinions religieuses, par les catholiques, comme par les protestans. On s'occupe
aujourd'hui du Magnétisme plus qu'on ne l'a fait
depuis long-temps, et l'exposé des motifs qui
auraient déterminé la publication de votre travail,
ne peut faire que du bien, sous le rapport médical et sous le point de vue religieux; car votre
travail est du plus haut intérêt.

Je m'arrête, mon digne ami, parce que je n'ai plus la force d'écrire. Aussitôt que ma santé sera un peu rétablie, je vous écrirai avec plus de détail. Si nous différons sur la cause de plusieurs faits, nous sommes d'accord sur les idées morales et sur la puissance, comme sur l'utilité de la médecine magnétique. Tàchez de la pratiquer encore, et faites-moi part des nouveaux phénomènes qui se présenteront à vous. Si vous publiez quelques faits, vous éveilleriez certainement l'attention ; car quoique je n'adopte point l'explication que vous donnez des phénomènes, et que je suppose qu'il peut se mêler des illusions aux faits réels, je ne suis pas moins convaincu que tout ce que vous publierez sur le Magnétisme, sera du plus grand intérêt, et conduira à plusieurs vérités utiles. L'histoire de la guérison de votre proche parente est une des plus remarquables que j'aie jamais lues.

Adieu, mon cher et digne ami. Je vous renouvelle l'assurance de ma haute considération et de mon inviolable attachement.

DELEUZE.

LETTRE XIIIe.

LE SOLITAIRE, A M. DELEUZE.

J'ai l'honneur, mon respectable ami, de vous accuser la réception de votre dernière, en date du 14 novembre, dans laquelle je trouve que mes craintes n'étaient que trop fondées au sujet du long silence que vous aviez gardé jusques alors.

Moins alarmé aujourd'hui sur l'état de votre santé, je ne suis pas néanmoins bien rassuré, vu la cause persistante de vos infirmités ; car je vois que le chagrin et la mélancolie minent toujours votre existence. Le retour de la belle saison, et par-dessus tout, le temps, ce grand consolateur, opéreront, il faut l'espérer, cette salutaire amélioration que tous vos amis désirent ardemment.

Je m'étais flatté que M. le docteur Chap** voudrait bien répondre pour vous aux dernières Observations que j'ai eu l'honneur de vous transmettre ; mais j'ai été privé de cette faveur par la raison , dites-vous , que M. le docteur n'adopte point mon système sur l'intervention des esprits dans les phénomènes du somnambulisme.

Eh bien , Monsieur et cher ami , c'est précisément parce que M. Chap** partage votre manière de penser là dessus , que j'ambitionnais l'honneur d'une polémique avec lui , attendu qu'il peut mieux que tout autre combattre ma théorie dans le même sens que vous le feriez vous-même , si vos infirmités n'y mettaient obstacle.

Au reste , les Observations que j'ai mises sous vos yeux jusqu'à présent , ont leurs analogues dans les écrits des magnétiseurs du nord , ainsi qu'il nous a paru , par la lettre de M. *** , *sur les faits qui semblent prouver la communication des somnambules avec des êtres spirituels , et sur les conséquences qu'on peut tirer de ces faits.* Dans cette lettre , dont vous donnez un extrait dans le 13e cahier de la Bibliothèque du Magnétisme , (8 octobre 1818 , pag. 1re) , je trouve que l'anonyme partage mon opinion sur la vraie théorie du somnambulisme magnétique , et que s'il admet l'intervention des esprits, c'est, sans contredit, parce qu'il a, comme moi devers lui, des faits positifs qui lui ont donné cette conviction. Dans votre réponse à cette lettre, je vois aussi que vous combattez cette théorie par les mêmes moyens que vous l'avez fait jusqu'ici dans notre correspondance, c'est-à-dire, par une hypothèse bien ingénieuse, sans doute, mais qui ne satisfait point l'esprit, parce qu'elle ne répond point à toutes ses exigeances, pour expliquer tous les phénomènes du somnambulisme magnétique, ce dont vous convenez vous-même.

En effet, dans le résumé que vous faites de votre hypothèse, vous dites, pag. 41 dudit cahier : » Je suppose qu'il (le somnambule) reçoit les » impressions par un fluide infiniment subtil, et » qui, traversant tous les corps, vient agir im- » médiatement sur l'organe de l'ame. J'ignore la » nature de cet agent auquel je donne le nom de » fluide, parce que ce n'est point un solide. Je » ne sais s'il a les propriétés de la matière, s'il » est le même que le fluide nerveux ; je sais seu- » lement qu'il est l'instrument que ma volonté » met en action. Je serais porté à croire qu'il » ne diffère pas du principe vital, c'est-à-dire, » du principe qui excite et entretient la vie. »

Voilà, Monsieur et bon ami, ce que vous écriviez alors, mieux instruit apparemment aujourd'hui, vous donnez à cet agent une nature mi-spirituelle et mi-matérielle, par la raison qu'étant une émanation de l'homme, et celui-ci étant un composé d'esprit et de corps, cette émanation mue par la volonté, devait essentiellement participer de l'une et de l'autre nature. Vous avez en main la réponse que j'ai faite à cette autre hypothèse. Il me semble vous avoir prouvé que si votre émanation mixte obéit à la volonté, ce ne pouvait en être que la partie spirituelle, parce qu'elle seule peut posséder les propriétés nécessaires pour cette opération, c'est-à-dire, l'intelligence, la faculté de discerner, celle de comparer, etc. Il faut, en outre, que cette émanation ait la faculté de pouvoir prendre la forme humaine de celui dont elle s'est échappée pour expliquer l'apparition de vivant à vivant; or, je vous le répète, y a-t-il, et peut-il y avoir des émanations de l'ame, comme il y en a du corps? Non, car vous donneriez alors à la partie spirituelle, les propriétés de la matière, je veux dire, l'étendue et la divisibilité.

J'attendais une réplique de votre part, et je ne l'ai point obtenue. Vous vous êtes borné à

me dire, que tout cela s'explique par le rapport
magnétique d'une personne avec une autre.

Sans doute cela s'explique ainsi ; mais il faut
toujours en revenir à cette question : Par quel
moyen s'établit ce rapport? — Par le Magnétisme, me répétez-vous. — Mais c'est comme je
vous l'ai dit dans mes précédentes, une pétition
du principe. *Qu'est-ce que le Magnétisme?*

Cependant, le but de notre polémique étant
de trouver la vérité s'il est possible, travaillons
à cette recherche, sans relâche. Reprenant donc
la discussion sur ce point principal, et admettant,
comme vous l'avez dit, que vous seriez porté à
croire que le fluide magnétique ne diffère pas du
principe qui existe et entretient la vie, (ce dont
je suis pleinement convaincu moi-même,) il ne
s'agit plus que de pouvoir parvenir à la connaissance de ce principe conservateur de la vie ;
connaissance que nous obtiendrons par la solution
de trois questions importantes que j'ai l'honneur de
vous proposer pour mon instruction particulière,
et pour ouvrir la voie qui doit nous conduire au
but que nous ambitionnons tous d'atteindre.

Ces questions les voici : 1°. quel est le
principe qui excite et entretient la vie? 2° de

quelle nature est ce principe ? 3° qu'est-ce que la vie ?

Si vos infirmités ne vous permettent point de vous occuper d'une manière si abstraite, veuillez bien, Monsieur et bon ami, prier M. Chap** de faire ce travail pour vous, si toutefois ses occupations n'y mettent également obstacle. Je prie également M. le docteur, au nom et dans l'intérêt de la *grande science*, de vouloir bien faire aux somnambules qui sont à sa disposition, les questions suivantes :

1° Voyez-vous la lumière ? 2° D'où vient cette lumière ? vient-elle du soleil ? 3° Si elle ne vient pas du soleil, d'où vient-elle, et quelle est sa nature ? 4° Cette lumière qui éclaire les voyans ou somnambules, et celle du soleil, ont-elles la même origine ? 5° En quoi diffèrent-elles, et où est leur source commune ?

En approchant les somnambules pour leur soumettre ces différentes questions, je prie M. le docteur de n'avoir qu'une pensée, celle de vouloir connaître la vérité. Il doit, dans toute la sincérité de son ame, demander cette faveur au dispensateur de toutes les grâces. Je lui serai très-obligé, s'il veut avoir la bonté de me faire part du résultat de ses investigations. Peut-être parviendrons-nous, en suivant cette nouvelle route, à nous entendre sur le mot et la chose.

Vous m'invitez, mon respectable ami, à faire imprimer notre correspondance, j'y consentirais volontiers, toutefois avec votre aide et assistance, si j'étais assuré que mes observations pussent faire faire un pas de plus à la science de l'homme ; mais on veut du positif dans le siècle où nous sommes ; on exige qu'en donnant une observation nouvelle, on donne en même-temps les moyens de répéter l'expérience, afin que chacun puisse en constater l'exactitude. Mais comme j'ai eu l'honneur de vous le dire et de vous le répéter dans plusieurs de mes lettres, ces moyens ne sont ni en ma puissance, ni en celle d'aucun magnétiseur, ni magnétisé. Je n'aurais, en conséquence, pour tout fruit de mon travail, que sarcasmes et mauvaises plaisanteries à essuyer.

En effet, vous convenez vous-même qu'il faudrait retrancher de mes Observations certains faits si extraordinaires, qu'on les qualifierait tout au moins de rêveries, s'ils ne passaient pas pour des impostures.

Faisant *chorus* avec le docteur *Rullier*, les

sceptiques de tous les genres, sans en excepter
même le plus grand nombre des magnétiseurs de
notre France, diraient : *J'y croirai, quand je
les verrai* (*). Car renchérissant encore là-dessus,
vous-même, mon respectable ami, n'avez-vous
pas dit dans une précédente (du 6 nombre 1831) :
*Quand même ces faits se répéteraient sous mes yeux,
je douterais encore de la cause ?*

Cependant, ce sont précisément ces faits extraordinaires qui sont la preuve la plus frappante
de la doctrine que je professe, parce qu'ils ne
peuvent s'expliquer par aucune autre théorie,
quelque ingénieuse qu'elle soit. Laissons donc
préparer la terre pour recevoir la semence.
Tàchons de monder celle-ci de tout ce qui peut
l'empêcher de lever, ou serait dans le cas de
l'abàtardir. Quant à nous, dépouillons-nous du
vieil homme, et, armés du doute philosophique,
présentons-nous devant les voyans qui, seuls
peuvent nous éclairer sur le grand problème que
nous cherchons à résoudre ; mais, n'approchons
également ces mêmes voyans qu'avec un cœur
droit, et avec le désir bien sincère de connaître
la vérité, toute la vérité, rien que la vérité.

(*) Diction. de Médecine, tome 13, art. Longévité, signé
Rullier, pag. 426.

Dans ces louables dispositions, espérons tout de la part du scrutateur des cœurs. Il nous fera sortir du sentier de l'erreur, si nous y sommes, pour nous ramener dans la bonne voie, celle qui conduit à la vérité. Heureux mille fois heureux s'il avait fait choix de nous pour le triomphe de sa cause. Je m'arrête ici ; Dieu fera le reste.

Cette Lettre vous sera remise, Monsieur et bon ami, par le fils de M. Carr**, qui m'a dit avoir l'honneur de votre connaissance depuis longues années. Il se chargera volontiers de la réponse, et comme son retour n'aura lieu vraisemblablement qu'après qu'il aura placé tous les articles de son commerce, ce qui prendra tout le mois de janvier, et peut-être encore celui de février ; vous aurez, ainsi que M. Chap**, le temps nécessaire pour donner toute l'étendue que bon vous semblera à votre travail sur les questions importantes que je vous propose, et qui seules peuvent nous mettre sur la voie de la vérité.

Si vous persistez à croire que mes Observations soient de quelque poids pour l'avancement de la science de l'homme, et que vous veuillez bien m'aider de tous vos moyens pour mener à fin heureuse cette entreprise, alors je pourrai espérer de voir s'accomplir le vœu le plus cher à mon cœur, celui de vous témoigner, *facie ad faciem*, tous les sentimens affectueux que votre honorable et bien cordiale correspondance a fait naître dans mon cœur.

C'est avec cette consolante et bien agréable pensée, que je vous quitte en vous priant de me croire toujours,

Monsieur et respectable ami,

Votre dévoué, etc.

Le Solitaire du Mont-Luberon.

De ma Solitude, le 28 décembre 1832.

P. S. En terminant votre précédente, pour infirmer ma théorie sur l'intervention des esprits dans les phénomènes du somnambulisme, vous dites : « Il ne faut pas oublier que le Magnétisme » est pratiqué avec le même succès par des » hommes qui n'ont pas les mêmes opinions reli- » gieuses, par les catholiques comme par les » protestans, etc., etc. »

A cela, je répondrai volontiers que, de quelle
religion que soit celui qui compatit aux maux de
ses semblables et qui leur porte les secours qu'il
est en son pouvoir de leur donner, si, en les
approchant pour calmer leurs souffrances, il
emploit cette médication si simple et si douce
que la nature a mise entre ses mains, et dont il
connaît déjà les bons effets par sa propre expérience, il réussira toujours, parce qu'il exerce
la charité, et fait conséquemment une action
agréable à Dieu. Il n'en serait pas de même, si,
quoique orthodoxe, le magnétisant avait, en
s'approchant d'un malade, des vues deshonnêtes,
des intentions coupables, s'il se proposait, en
un mot, tout autre but que celui de faire une
œuvre de charité.

Mais, celui qui, par son influence physico-
morale suscite le somnambulisme, avec des intentions bien formelles d'exercer la charité, ne
marche cependant pas dans la bonne voie, est
exposé plus que le vrai croyant, (celui-ci ayant
également des intentions louables) aux dangers
que court quiconque ne connaît pas la vraie
cause de cet état nouveau, dans lequel se trouve
le malade dont il a voulu soulager les maux,
surtout si le magnétisé lui-même n'a pas une
croyance orthodoxe. Je ne dis pas que l'hétéro-

doxie soit un obstacle à la réussite ; mais je pense qu'elle expose davantage le magnétiseur et le magnétisé, au danger d'être influencés par un ange de ténèbres et de succomber aux tentations de tout genre, que celui-ci ne manquera pas de produire.

Il peut se faire aussi que Dieu suscite le somnambulisme, pour amener la conversion de l'un ou de l'autre, et même de tous les deux ; je connais plus d'un fait de ce genre.

RÉPONSE

M. DELEUZE, AU SOLITAIRE.

Paris, 12 mars 1838.

MON BIEN CHER ET BIEN RESPECTABLE AMI,

J'ai reçu la Lettre très-intéressante que vous
m'avez adressée par M. Carr**. Vous ne vous
êtes point trompé en jugeant que ma mauvaise
santé et les chagrins que j'ai éprouvés par la
maladie de ma nièce, ont été la cause de mon
long silence. Vous auriez désiré que M. Chap**
me remplaçât auprès de vous ; je dois vous dire
franchement pourquoi cela n'a pas eu lieu.

M. Chap** m'avait chargé de vous remercier
de la confiance que vous lui avez témoignée, en

m'autorisant à lui communiquer vos Lettres ;
mais ses opinions sont trop opposées aux vôtres
pour qu'il ait jugé convenable d'entrer en discussion avec vous. Il est convaincu que vous êtes
d'une véracité incontestable , et que vous ne vous
permettriez pas d'avancer un fait dont vous ne
seriez persuadé , et sur lequel vous pourriez avoir
le moindre doute. Votre logique est toujours ri-
goureuse et les conséquences que vous tirez des
faits sont la suite nécessaire des phénomènes qui se
sont présentés à vous. Mais quelle est la cause de
ces phénomènes ? vous les expliquez par l'intervention des esprits , des anges (Magnates); mais
cette intervention est-elle démontrée ? et n'est-il
pas possible que vous soyez dupe d'une illusion ?
ne peut-il pas arriver qu'une somnambule ait agi
sur vous , comme vous pouvez agir sur elle en
lui faisant voir par votre volonté ce qui n'existe
pas ? que des anges qui sont des êtres spirituels
puissent apporter sur votre table , ou sur les
genoux d'une somnambule , ou de toute autre
sociétaire , une plante étrangère , des reliques ,
enfin , des objets matériels (*). Cela ne peut se
concevoir , et se trouve en opposition avec tous

(*) Voir la Note IX , ainsi que la Lettre de M. Deleuze,
du 6 novembre 1831 , dans laquelle il cite des faits analogues,
observés par un médecin de ses amis, praticien très-distingué
de la capitale.

les principes physiques, comme avec tous ceux qui
déterminent notre jugement. Si M. Chap** avait
été témoin des faits que vous avez vus, il ne les
croirait pas; il les regarderait comme des illusions. M. Chap** est un homme du premier mérite (*); mais ses opinions religieuses relativement
à l'action des esprits sont trop opposées aux
vôtres, pour qu'il entrât dans une discussion là
dessus, et pour que je lui proposasse de me
suppléer auprès de vous. Votre dernière Lettre
l'a cependant déterminé à exposer vos opinions
à une somnambule très-lucide et extrêmement
pieuse, et à l'engager à lire une partie de vos
Mémoires, pour écrire ce qu'elle pense de votre
théorie.

Comme M. Chapp** est excessivement occupé,
et qu'il n'a pas un moment de loisir, je ne sais
encore quand il pourra me remettre la réponse
de sa somnambule. Quant à moi, je ne me porte
pas assez bien pour écrire plus au long. Je souffre
de la tête, et bientôt je ne pourrai lier mes
idées. Excusez donc, je vous prie, le désordre
de ma Lettre. Aussitôt que M. Chap** m'aura
remis la réponse de sa somnambule je vous la
ferai passer.

(*) Voir la Note X.

Je m'arrête, cher et digne ami, parce que je n'ai pas le courage d'aller plus loin. J'espère que le retour de la belle saison me donnera des forces.

Je vous renouvelle l'assurance de mon inviolable attachement, et je vous embrasse de tout mon cœur.

DELEUZE.

LETTRE XIV*.

—

LE SOLITAIRE, A M. DELÉUZE.

MONSIEUR ET RESPECTABLE AMI ,

Votre Lettre , en date du 12 mars dernier , ne m'est parvenue qu'aujourd'hui par le retour de M. Carr**. Elle vient fort à propos me tirer d'un grand embarras. J'avais la plume en main , et je vous écrivais lorsque le porteur de votre Lettre est entré chez moi. Je vous disais qu'un jeune homme du pays partait pour Paris ; mais que n'ayant eu que fort tard connaissance du jour de son départ , je ne pouvais à mon grand regret m'acquitter envers vous aujourd'hui, et tenir la promesse que je vous ai précédemment faite d'une dernière Observation qui est le complément des preuves de la doctrine du spiritualisme , c'est-à-dire , de l'in-

tervention des esprits dans les opérations magnétiques. Cependant, après mûres réflexions, je
me disais : *Cui bonum* ? Quel avantage en résul-
tera-t-il pour la vraie théorie, pour la science ? car
plus les faits sont merveilleux, moins ils feront
d'impression sur mes lecteurs, moins on y croira,
comme vous l'avez déjà observé vous-même, et
plus on sera persuadé que tout le contenu de
l'Observation n'est et ne peut être que le rêve
d'un cerveau creux, d'un enthousiaste, peut être
même d'un imposteur.

Tel était l'embarras où je me trouvais, lorsque
votre Lettre est venue fort heureusement mettre
fin à ces réflexions. En effet, si, comme vous
me l'écrivez, M. le docteur Chap** regarde la
communication des esprits comme une illusion,
s'il juge même que cette question ne vaut pas
la peine d'être discutée, à quoi bon ajouter
des nouvelles rêveries à celles que vous lui avez
déjà communiquées, et dont il fait si peu de
cas ?

D'après ces considérations, je pense que M. le
docteur fait fort bien de ne pas perdre son temps,
qui est très-précieux, ni de se donner des peines
inutiles, pour discuter une question qui ne saurait

lui inspirer que de la pitié , pour ne pas dire du mépris.

Passons maintenant à un autre article très-important selon moi , c'est la publication de notre polémique. Elle serait bien flatteuse pour moi, si, comme vous le pensez , elle pouvait être de quelque utilité sous le rapport religieux , en ramenant l'homme aux vérités du christianisme. Sous ce point de vue , je consens à braver le ridicule , les sarcasmes et les sottes plaisanteries dont on m'abreuvera. Mais il se présente ici quelques difficultés.

La première , c'est que parmi les magnétiseurs en France , auxquels s'adresse spécialement ce travail , la grande majorité , tient à la seule théorie , reçue jusqu'ici.

Leur parler des esprits , de leur influence dans les phénomènes du somnambulisme, c'est, comme vous le voyez , leur faire pitié (*).

La deuxième difficulté , qui n'est pas moins grande , puisqu'elle découle de la première , c'est l'impuissance où se trouveront les lecteurs de ré-

(*) Voir la Note XI.

péter les expériences, et d'avoir les mêmes résultats; parce que tous ces faits extraordinaires qui
donnent précisément gain de cause à notre théorie,
ne seront convaincans, surtout pour les magnétiseurs, qu'autant qu'ils les auront produits eux-
mêmes; ainsi que vous le prévoyez vous-même,
page 207 de l'Hermès dans l'article intitulé : *Des
moyens de constater la réalité du magnétisme*, etc.
Et vous ajoutez avec raison « que la plupart de
» ces phénomènes disparaîtront dès l'instant qu'on
» voudra les montrer, ce qui sera un triomphe
» pour les incrédules, et un nouveau motif de
» douter pour ceux qui désireraient découvrir la
» vérité (*). »

Cependant, il peut se faire que cet ouvrage
donne l'éveil à certains lecteurs qui, ayant devers
eux des semblables phénomènes, mais qui trop
timides jusqu'ici pour les avouer, seront enhardis
par cette publication, et auront également le
courage de rompre le silence pour étayer de leurs
propres observations la doctrine du spiritualisme.
Cette dernière réflexion et la ferme persuasion
où je suis que Dieu ne m'a pas gratifié seul de
ses faveurs, seraient pour moi le seul motif

(*) Voir la Note XII.

suffisant pour me déterminer à mettre au jour notre correspondance.

Une troisième difficulté serait de ne pouvoir donner à mon travail, une sorte de garantie d'authenticité qu'en désignant toutes les personnes qui ont été influencées magnatiquement et sur lesquelles j'ai fait mes observations et expériences. Il faudrait encore désigner le lieu de leur domicile, afin de mettre le lecteur à même de s'assurer de la véracité du narrateur, soit par des informations, soit en se portant lui-même sur les lieux ; ce qui ne peut se faire qu'avec grande réserve et d'après le consentement des personnes mises en scène.

Une quatrième difficulté non moins importante est celle que vos infirmités ne vous permettent point de surmonter, je veux parler des lacunes à remplir ; car il y a quelques questions et objections que je me suis permis de vous faire, pour éclaircir la discussion, et qui sont restées sans réponse ; ce qui exigerait de votre part un travail que vos indispositions toujours croissantes ne vous permettraient pas de faire. Je dis toujours croissantes, ainsi que me l'annonce malheureusement votre dernière Lettre.

Vous espérez, néanmoins, que la belle saison vous rendra vos forces. Je le désire, et je souhaite ardemment recevoir bientôt de vos nouvelles pour en avoir la certitude.

Je termine ici ma Lettre, Monsieur et respectable ami ; veuillez bien ne pas me laisser languir dans l'impatience et me faire connaître le plus tôt possible l'état de votre santé. Puissiez-vous reprendre autant de forces et d'énergie que je le demande au ciel, pour m'aider de tous vos moyens dans le travail que je n'ai entrepris que pour l'avancement de la science, et pour le triomphe de la Foi, travail qui n'aura quelque mérite et quelque lustre que par le vôtre, auquel il sera associé.

Je vous embrasse et vous réitère les sentimens de haute considération et d'attachement sans bornes avec lesquels j'ai l'honneur d'être,

Monsieur et bien bon ami,

Votre dévoué pour la vie,

Le Solitaire du Mont-Luberon.

De ma Solitude, le 14 mai 1833.

RÉPONSE.

———

M. DELEUZE, AU SOLITAIRE.

Paris, 14 juin 1833.

MILLE remercîmens, mon excellent ami, de la Lettre gracieuse et bien intéressante que vous m'avez fait l'amitié de m'écrire. Elle a vivement piqué ma curiosité par l'espérance que vous me donnez de me communiquer de nouveaux faits plus étonnans encore que ceux que vous m'avez déjà fait connaître, puisqu'ils sont le complément des preuves qui viennent à l'appui de votre système. Mais elle a bien plus touché mon cœur par l'affection et la confiance que vous me témoignez.

Je vous remercie de vos bons souhaits pour le rétablissement de mes forces, mais elles reviennentlentement. Tant de causes les ont minées, qu'il me faudrait écrire quatre pages pour vous donner une idée des contrariétés et des chagrins qui m'ont accablé. Vous vous apercevrez au style et au griffonnage de ma Lettre, que je ne suis pas encore rétabli : vous excuserez mon silence, et me pardonnerez facilement d'avoir différé de vous répondre. Soyez bien persuadé que je suis souvent occupé de vous, et qu'aucune correspondance ne peut m'intéresser autant que la vôtre.

Je vous ai dit, dans ma précédente, que M. Chap** avait cru inutile de vous écrire pour vous dire que toutes vos croyances à l'action des anges étaient la suite d'une illusion, et que vos idées ne devaient pas être combattues par lui; parce que ces idées vous donnaient plus de forces pour agir et opérer des guérisons.

Il s'est adressé, comme je vous l'ai marqué, à une somnambule qu'il a prié de lire vos Lettres et de discuter votre théorie. Cette somnambule est très-pieuse, elle était très-clairvoyante, mais elle a été guérie, et elle a perdu sa lucidité. Au reste, elle pensait comme M. Chap**; elle ne croyait pas à l'intervention des anges, des esprits célestes dans les opérations magnétiques.

Quant à moi, mon cher ami, je ne suis pas si éloigné que vous le pensez du système que vous avez adopté, sur la possibilité de se mettre en rapport avec les esprits. Je viens de relire votre dernier Mémoire, il m'a plus intéressé qu'à la lecture précédente, quoiqu'il me paraisse y avoir des phénomènes inexplicables par les causes auxquelles vous les attribuez. Je désirerais cependant que votre système fut connu ; car, sans cela, il sera entièrement perdu après vous. Je voudrais donc que vous prissiez le parti de faire imprimer les faits que vous m'avez communiqués, en y faisant quelques retranchemens des choses inadmissibles, comme je l'ai déjà dit. Je voudrais que vous fissiez connaître votre opinion sur la protection des anges gardiens et sur les communications qu'ils ont avec les somnambules ; parce que, dans le somnambulisme où l'ame seule agit, il y a lieu de croire que c'est un *esprit* qui agit sur *l'esprit* en quelque sorte isolé du corps, dans l'état extatique. Mais, en supprimant les faits trop ordinaires, on peut conserver ceux qui ne prouveut pas moins la communication des esprits avec l'ame humaine.

Je vous invite donc, cher et digne ami, à vous occuper de ce travail. Préparez la voie, en choisissant les faits le mieux établis, et montrant comment ils se lient entr'eux, et comment on peut s'en convaincre. Toutefois les guérisons faites par le Magnétisme sont souvent indépendantes de l'action des anges ou esprits; car, l'action magnétique produit des effets salutaires et même miraculeux chez des hommes qui ont le malheur de ne pas croire aux vérités de la religion.

Pardon, mon excellent ami, si je vous expose mes désirs sur une chose de telle importance. Je voudrais que vos idées fussent connues, pour qu'on pût ensuite profiter de vos Observations.

Il faudrait un précis du manuscrit que vous m'avez adressé.

Le Magnétisme, une fois bien connu, doit changer toute la philosophie et conduire aux principes religieux. J'avoue que depuis que j'ai étudié le Magnétisme, je n'oserais plus nier les choses les plus incompréhensibles.

Excusez, mon digne ami, le désir que j'ai de vous voir prendre un parti qui pourra conduire à reconnaître des phénomènes que vous avez observés bien mieux que personne. Avec des précautions, je ne pense pas que cela puisse jamais

nuire à votre réputation. Je dois à présent vous
dire en quoi mon opinion diffère de la vôtre.
C'est à l'action des anges que vous attribuez les
phénomènes que vous a présenté le somnambulisme. Les anges sont selon vous les agens primitifs ; je crois au contraire que c'est l'état de
somnambulisme, état naturel à l'homme, produit
par l'action et la volonté du magnétiseur, qui
donne à l'homme la faculté de correspondre et
de communiquer avec les anges ou les esprits,
et que vous considérez comme principe, ce qui
est une conséquence.

Je pense aussi, que dans l'état de somnambulisme, l'imagination peut souvent s'exalter et
nous présenter comme des réalités, des visions
illusoires. Tout ce qui est relatif au costume des
anges, est dans ce cas. Il me semble que vous
n'avez pas assez examiné cette question. Si vous
vous déterminez à exposer les faits qui prouvent
l'existence et l'action des esprits, il faut aller graduellement des faits les plus simples à ceux qui
sont les plus compliqués, et conduire les lecteurs
à reconnaître d'eux-mêmes l'influence des esprits
dans les opérations magnétiques.

Je pourrais, mon bon ami, vous écrire vingt
pages de questions là-dessus, mais l'état actuel

de ma santé ne peut me le permettre. Vous devez inspirer à vos lecteurs le désir de produire et d'examiner eux-mêmes les faits, et tâcher de mettre beaucoup de réserve dans l'exposition de ce qui est trop merveilleux. Ouvrez la carrière, et ceux qui y entreront, verront d'eux-mêmes les conséquences.

Je m'arrête, mon digne ami ; je vous ai exposé mes vœux, je désire, qu'après vous, on ne rejette point vos opinions, mais qu'on les examine avec bonne foi, pour en tirer les conséquences logiques. Ouvrez donc la route avec beaucoup de prudence et de réserve, et jouissez d'avance d'avoir appelé l'attention sur des faits de la plus haute importance.

Si vous n'êtes point décidé à publier votre travail dans les circonstances actuelles, composez, rédigez et mettez en ordre votre ouvrage ; chargez ensuite votre exécuteur testamentaire de le faire imprimer après votre décès. Mon avis serait pourtant qu'il le fût de votre vivant. C'est à vous à examiner cette question, et à prendre des précautions pour que vos découvertes ne soient pas perdues.

Adieu, mon bien cher ami, recevez d'avance

mes remercîmens pour le nouveau Mémoire que
j'attends avec impatience, et que je vous prie
de m'adresser par la poste, et non par occasion,
car vous me feriez trop languir.

Je vous embrasse de tout mon cœur,

DELEUZE.

LETTRE XV.·

———

LE SOLITAIRE, A M. DELEUZE.

MONSIEUR ET BIEN RESPECTABLE AMI,

Votre Lettre du 14 juin dernier, à laquelle je n'ai pu répondre qu'aujourd'hui, m'a fait éprouver un sentiment bien flatteur, sans doute, pour moi. Eh! comment ne le serait-il pas, lorsque je vous vois ramené si près de mes principes, qu'il n'y a, pour ainsi dire, plus qu'une simple nuance qui les fasse distinguer des vôtres. En effet, voici ce que vous m'écrivez.

« Je dois maintenant vous dire en quoi mon » opinion diffère de la vôtre. C'est à l'action des » anges que vous attribuez les phénomènes que

» vous a présenté le somnambulisme. Les anges
» sont, selon vous, les agens primitifs ; je crois,
» au contraire, que c'est l'état de somnambu-
» lisme, état naturel à l'homme, produit par
» l'action et la volonté du magnétiseur, qui donne
» à l'homme la faculté de correspondre et de
» communiquer avec les anges ou les esprits, et
» que vous considérez comme principe ce qui est
» une conséquence. Je pense aussi que, dans
» l'état de somnambulisme, l'imagination peut
» s'exalter et nous présenter comme des réalités,
» des visions illusoires ; tout ce qui est relatif au
» costume des anges est dans ce cas. »

Voilà, Monsieur et bon ami, ce que vous m'avez
écrit. N'est-ce donc pas avec quelque raison que
je dois être vaniteux d'un pareil rapprochement?
Votre croyance, que vous exposez ici, n'est-elle
pas une preuve bien convaincante que vous avez
déjà fait un grand pas en avant? car si, quoique
rejetant le principe, vous admettez la conséquence, il demeure constant que vous croyez
à l'existence des esprits, et à leur rapport et
communication avec les somnambules.

A présent, voyons ce qu'il y a d'illusoire dans
le signalement qu'en donnent les voyans lors
de l'athanatophanie ou apparition des esprits.

Lorsqu'un objet se présente à nous, il se montre sous une forme quelconque. En admettant donc que les esprits se montrent aux somnambules et qu'ils sont en rapport avec eux, sous quelle forme voudriez-vous qu'ils se montrassent? Si vous ne voulez pas de la forme humaine, voudriez-vous de la forme symbolique? serait-ce l'emblématique que vous préféreriez? car, il faudra nécessairement que ces objets quoique spirituels paraissent sous une forme sensible. Mais, s'ils ont vécu sur la terre, pourquoi ces esprits ou âmes des morts, ne devraient, et même ne pourraient-ils pas se montrer sous les traits et les costumes qu'ils avaient en ce monde, afin d'être mieux reconnus par les voyans ou par ceux auxquels ces esprits prennent intérêt, et pour lesquels ils apparaissent? Quand aux esprits supérieurs, ou aux simples guides de l'homme, voudriez-vous les faire apparaître tout nus? S'ils ne sont pas dans un état de nudité, faut-il bien qu'ils aient quelque enveloppe à la ceinture? et c'est précisément avec une écharpe qu'ils apparaissent le plus souvent. Pourquoi? parce que c'est ainsi qu'ils sont représentés en ce bas monde, soit en tableaux, soit en relief, et c'est nécessairement ainsi qu'ils doivent se montrer pour être reconnus par les habitans de ce monde. J'ai déjà répondu à cette objection dans le courant de ma Lettre du 25 septembre de l'année der-

nière (*). A présent, il ne me reste plus qu'à
détruire l'objection majeure qui vous empêche
d'adopter entièrement mon système ou théorie,
c'est-à-dire, à vous prouver par le fait que le
somnambulisme ou l'état magnétique est le résultat de l'influence d'un agent spirituel, et non
celui de l'action et de la volonté du magnétiseur.
Je vous renvois à la dernière Observation que
j'aurai bientôt le plaisir de mettre sous vos yeux,
pour y trouver les preuves sans réplique de ce
que j'avance ici. Cette Observation, que j'ai dit
être le complément des preuves de la doctrine
du spiritualisme, contient en même-temps le résumé de toutes celles que j'ai données dans mes
précédens Mémoires ; et sous ce rapport, elle est
la plus importante comme la plus intéressante.
En outre, vous y remarquerez cette gradation
que vous me recommandez dans la rédaction du
précis de notre correspondance auquel vous m'invitez et m'engagez même à travailler pour la
mettre au jour, dans l'intérêt de la science en
général, et surtout de celle qui peut ramener
l'incrédule aux vérités fondamentales du christianisme. Or, vous savez que c'est là précisément
le but que je me suis proposé en prenant la
plume, but que je ne crois pas avoir oublié.

(*) Lettre XII, page 96 et suivantes.

Puissent mes vœux et les vôtres avoir cet heureux résultat.

Je vous quitte, mon honorable ami, en vous réitérant l'assurance de mon inviolable attachement.

Le Solitaire du Mont-Luberon.

De ma Solitude, le 9 juillet 1833.

RÉPONSE.

M. DELEUZE, AU SOLITAIRE.

Paris, 3 août 1833.

J'AI lu et rélu bien de fois, mon bien cher ami, la Lettre que vous m'avez adressée, et je désire vivement connaître les faits nouveaux que vous m'annoncez et qui sont le complément des preuves de votre théorie. Je les attends avec impatience. L'état valétudinaire où je me trouve toujours ne me permet point de discuter avec vous les preuves nombreuses sur lesquelles vous fondez vos opinions, mais j'espère pouvoir le faire bientôt. J'ai en vous une confiance sans bornes et je ne puis douter de la vérité de ce que vous avez observé. Vous me paraissez destiné à changer les idées généralement adoptées sur le Magnétisme. Je désirerais vivre assez pour voir cette heureuse révolution et pour bénir le ciel d'avoir été introduit dans le monde des anges.

Permettez-moi de vous parler encore de M. Chap**. S'il ne vous a pas écrit, c'est par délicatesse, et s'il n'a pas réfuté vos opinions qu'il ne croit pas fondées, c'est parce qu'il pense que ces mêmes opinions doivent augmenter votre confiance et par cela même vous faire opérer beaucoup de guérisons. Il craint de vous faire de la peine en disant sa façon de penser, et il a gardé le silence, quoiqu'il ait la plus haute considération pour vous ; mais il regarde comme des illusions ce qui vous paraît merveilleux, et ne croit même pas que cette question vaille la peine d'être discutée. Ses somnambules ont la même opinion. Au reste, elles ne s'occupent que de la médecine magnétique, c'est-à-dire, d'indiquer la cause des maladies et les moyens de guérison, mais nullement de théorie.

Quant à moi, je suis convaincu que la publication de notre correspondance serait infiniment utile ; je crois même que rien ne peut la suppléer. Les faits que vous avez recueillis pendant une quinzaine d'années, sont appuyés sur des preuves incontestables ; ils ramènent aux principes reli-

gieux et au christianisme. Voudriez-vous que les
preuves que vous donnez de l'intervention des
êtres spirituels dans les phénomènes magnétiques
et vos excellens principes sur l'influence de la
prière ; voudriez-vous, dis-je, que tout cela fut
perdu après vous? Que ce soit donc, si vous
voulez garder l'anonyme, une correspondance
d'un médecin de province avec moi, mais que
votre belle théorie ne reste pas ignorée ; rien,
ai-je dit, ne peut la suppléer ; car, si vous ne la
faites pas connaître, personne ne le fera.

Je sais bien que tous vos lecteurs ne seront pas
convaincus, mais n'y en eût-il qu'un sur cent,
ce serait déjà beaucoup, et votre admirable doctrine finirait par se répandre. Cela ne peut avoir
lieu que peu à peu ; car, les préjugés que nous
avons depuis l'enfance, mettent obstacle à l'adop-
tion d'une doctrine nouvelle.

Je désirerais, mon cher et digne ami, pouvoir
m'entretenir plus long-temps avec vous ; mais,
ma santé n'étant pas assez bonne, je ne puis
suffire même au travail de la bibliothèque, dont
je suis chargé. Je me borne donc à vous dire,
que le rapport fait à l'Académie de Médecine,
est très-favorable au Magnétisme. On n'en a imprimé que 200 exemplaires, pour les membres

seulement de l'Académie ; mais on en a répandu quelques manuscrits. Je crois qu'on ne doute plus de la réalité des phénomènes et de la plupart des guérisons.

Adieu , mon respectable ami ; continuez de me donner de vos intéressantes nouvelles , et soyez bien convaincu du prix que j'attache à votre amitié et à votre confiance.

Je vous renouvelle l'assurance de mon inviolable dévouement.

DELEUZE.

LETTRE XVI.

LE SOLITAIRE, A M. DELEUZE.

C'est toujours avec un nouveau plaisir, mon respectable ami, que je reçois de vos chères nouvelles. Mais, pourquoi faut-il que ce plaisir soit aussi toujours mêlé d'amertume? Votre Lettre du 3 août dernier, quoique moins allarmante que les précédentes sur l'état de votre santé, ne me rassure néanmoins pas encore entièrement. Je vois que vos infirmités se soutiennent ; elles me privent du plaisir de vous entendre discuter plus longuement le sujet qui nous occupe.

Vous me parlez encore de M. le docteur Chap**, et pour le justifier de son silence, vous m'en donnez la raison dans l'intérêt qu'il prend à ce que je conserve toujours la même énergie magnétique auprès des malades ; énergie que je perdrais s'il venait à me prouver que ma croyance à l'influence des esprits , dans les phénomènes du somnambulisme, est totalement chimérique. Je réponds à cela , que je défie M. le docteur de me persuader que ce que mes yeux ont vu , ce que mes mains ont palpé , ce que mon nez m'a fait sentir , enfin ce que mes oreilles m'ont fait entendre , ne soit qu'illusion. Et quand même il pourrait me le prouver et m'en convaincre , bien loin d'affaiblir mon énergie , cela ne ferait que l'accroître , en ce que j'aurais la conscience d'une puissance, d'une faculté intrinsèque dont je ne crois pas être doué.

Mais , si vous voulez bien vous donner la peine de relire ma Lettre du 28 décembre de l'année dernière , vous y verrez que je n'exigeais pas de M. Chap** qu'il demandât à ses somnambules si elles étaient influencées d'en-haut ou d'en-bas , mais je vous priais de lui soumettre quelques questions qui auraient pu nous ouvrir la voie et nous conduire à la vérité.

Je vous les renouvelle ici dans un billet que je joins à ma Lettre , afin que vous les lui présentiez

encore, et qu'il y réponde lui-même, ou bien
qu'il me donne la réponse de ses somnambules à
ces questions ; et c'est là ce que je préfère.

Ces somnambules ne doivent pas être muettes
là dessus, parce qu'elles avouent toutes, voir
une lumière qui leur donne la clairvoyance. Cette
lumière, elles l'appellent *Fluide magnétique* ;
qu'entendent-elles par ce mot *magnétique* ?

Wirdig entendait par ce mot le fluide de
l'aimant, lorsqu'il disait, dans son *Traité de
Medicinâ spirituum* : « *Universa natura Magne-
» tica est, totus mundus constat et positus est in
» Magnetismo ; omnes sublunarium vicissitudines
» fiunt per Magnetismum, vita conservatur Ma-
» gnetismo, interitus omnium rerum fiunt per
» Magnetismum.* »

Tous les partisans du fluide universel, qu'ils
considèrent comme cause directe de ce que nous
voyons dans la nature, ont cru reconnaître dans
l'aimant, par ses propriétés particulières, tous les
caractères du principe universel. Et si l'action de ce
principe de toutes choses fut appelée *Magnétique*,
ce fut parce que cette action se manifestait spécialement dans l'aimant. Or, j'ai dit dans une de mes
Lettres, que la théorie du Magnatisme se rattache

à celle de la vie universelle , et dans ce sens , je suis parfaitement du sentiment de Wirdig et des partisans du fluide universel ; mais, je ne partage point leur opinion sur la nature de ce fluide qu'ils croient être celui de l'aimant. Ce que je sais positivement et ce que j'ai déjà dit , c'est que l'aimant n'est qu'une modification du fluide électrique (*). Voilà pourquoi , ai-je dit encore , le docteur *Pététin* , de Lyon , a cru que le fluide lumineux qui éclairait sa cataleptique, disons mieux, sa voyante , sa somnambule , était le fluide électrique.

Depuis long-temps les physiciens ont constaté que les croix ou pointes de fer posées au haut des édifices publics sont souvent aimantées. Le même effet a lieu au moyen de la machine électrique. Mais le fluide électrique , à son tour , n'est qu'une modification de la lumière solaire , ainsi que l'ont prouvé de nos jours divers physiciens , entre autre , M. *Carlo Matteuci* , dans une lettre adressée à M. *Gazzeri* , professeur (**), et M. *Saverio Barlocci* , professeur à Rome , dans un Mémoire sur les propriétés électriques,

(*) Lettre VIIe , pag. 201 du tom. I.
(**) Voir la Note XIII.

qu'il a obtenues du rayon rouge et du violet,
par la décomposition de la lumière solaire (*) ;
expérience relatées dans la Gazette médicale de
Paris, 1re année, pag. 128 et 140 ; et à l'article
Voltaïque (électricité) du Dict. des Scienc. Médic.
pag. 310, signé *Hallé* et *Thillage*. Après avoir
parlé des expériences de M. OErsted, de Co-
penhague (**), et de celles qui ont été faites depuis
lors par MM. Arago, Ampère (***), Biot, La
Place, etc., les auteurs de cet article le terminent
en disant : l'analogie entre les phénomènes électriques et magnétiques n'est plus une supposition,
c'est une vérité incontestable ; et ils ajoutent :
que ces expériences justifient en quelque sorte
l'opinion de ceux qui peut-être sans raison suffisante avaient déjà pensé que les actions électriques
et magnétiques doivent être considérées comme
des résultats produits par une seule cause diversement modifiée. Ainsi, le fluide magnétique ou
de l'aimant serait une modification du fluide électrique, celui-ci une modification du fluide lumineux solaire. Il reste donc à demander aujourd'hui, qu'est-ce que le soleil ? d'où lui vient
cette lumière qui ne s'éteint jamais ? qui se per-

(*) Voir la Note XIV.
(**) Voir la Note XV.
(***) Voir la Note XVI.

pétue depuis tant de siècles ? Quel est donc ce
corps qui quoiqu'il nous paraisse incandescent, ne
se consume jamais, et ne laisse aucun résidu après
lui ? Ce foyer de régénération est-il en lui-même,
ou bien, est-il ailleurs ? Voilà tout autant de
mystères qu'il faut pénétrer pour avoir la solution
du grand problème de la vie des corps terrestres,
et par suite, celle des phénomènes du Magnétisme vital.

Vous voyez donc, mon respectable ami, que
les questions que je propose à la clairvoyance
des somnambules de M. Chap** et autres de la
capitale, ne sont point déplacées, encore moins
oiseuses. Il me semble qu'elles valent bien la peine
de s'en occuper, et que MM. les magnétiseurs
auraient dû les soumettre à leurs somnambules
depuis long-temps.

Veuillez bien ne pas les perdre de vue, et in-
sister pour qu'on y réponde.

Je suis forcé de m'arrêter ici, faute de place
sur le papier.

Il m'en reste, néanmoins, suffisamment encore pour vous assurer de mes sentimens de

haute estime, de considération et d'attachement
inviolable avec lesquels j'ai l'honneur d'être,

Mon bien respectable ami,

Le vôtre tout dévoué.

Le Solitaire du Mont-Luberon.

De ma Solitude, le 2 septembre 1833.

RÉPONSE

M. DELEUZE, AU SOLITAIRE.

Paris, 18 septembre 1833.

J'ai reçu, Monsieur et cher ami, votre dernière, en date du 2 du courant. Je l'ai lue plusieurs fois et toujours avec un nouvel intérêt. Je voudrais y répondre avec détail ; mais, j'ai dans ce moment beaucoup d'affaires à la bibliothèque du Muséum, et ma santé, dérangée par un rhume et par des maux de tête, ne me permet point de discuter avec vous des questions dont je sens toute l'importance, mais dont l'examen exigerait beaucoup de loisir. J'ai lieu de croire que M. Chap** se chargera de répondre aux questions que vous lui avez adressées. Cependant, je pense que vous êtes bien plus que lui, dans le cas de les résoudre, et que vous avez vous-même des somnambules qui vous donneront plus de lumières. Quant aux autres questions de haute physique, je crois que vos problèmes sont insolubles.

Je reviens, mon digne ami, à une question que vous avez traitée avec beaucoup de justesse et de raison, dans votre Lettre du 14 mai dernier ; je veux parler de notre correspondance. Vous m'avez exposé les difficultés qui vous paraissent mettre obstacle à cette publication. Cependant, en y réfléchissant, j'ai trouvé que si ce n'est en totalité, du moins ce sera par quelques extraits que nous pourrons faire connaître vos Observations. Je vais vous dire les motifs qui m'en donnent l'espérance.

J'ai écrit, il y a deux ans environ, un Mémoire sur la faculté de prévision, la plus étonnante et la plus inexplicable de toutes celles que présente le somnambulisme. Je me propose de le faire imprimer dans quelques mois, je pense qu'il sera de 200 pages, et comme je suis très-connu, je me flatte de trouver un libraire qui s'en chargera. Si cela est, je pourrais insérer vos Observations à la suite. Seulement il faudrait supprimer les faits trop merveilleux et nous borner à ouvrir la

carrière. Il suffira que ces Observations engagent
quelques personnes à faire des expériences pour
qu'il se présente des résultats qui fixent l'attention.

Maintenant, passons à une demande que je
vais vous faire et sur laquelle votre réponse est
très-importante pour moi. Je me fais vieux, et
ma santé est toujours faible. J'espère, cependant,
me rétablir et continuer ma correspondance avec
vous ; mais il est possible aussi que je succombe
à une maladie qui sera la suite de mes longues
infirmités. J'ai eu avec vous une correspondance
du plus grand intérêt, et j'ai conservé précieu-
sement vos Lettres.

Je les ai communiquées à M. Chap**, à qui
je dois léguer les Notes et les Lettres que j'ai sur
le Magnétisme, parce qu'il se propose d'écrire
une Histoire sur cette science ; histoire qui ne
paraîtra que dans quelques années. Mais comme
ni M. le docteur, ni ses somnambules n'adoptent
point vos opinions, je pense qu'il serait inutile
que vos Lettres restassent entre ses mains. Je
vous prie donc de me marquer si vous voulez
que je vous renvoie votre correspondance, ou
bien, si je la laisse à un ami, bon magnétiseur,
qui n'est pas éloigné d'approuver et même d'a-

dopter vos idées , et qui pourrait vous écrire et
s'entendre avec vous.

Veuillez bien me donner , là-dessus , une réponse le plus tôt possible. En attendant votre dé-
cision , mon cher et respectable ami , je dois vous
rappeler que j'attends aussi avec impatience les
derniers faits qui prouvent incontestablement
votre thèse. M. le professeur de sténographie ,
M***, l'ami dont je viens de vous parler , vous
écrira bientôt.

S'il vous écrit avant que je reçoive vos pro-
chaines communications, veuillez bien me marquer
si vous êtes content de lui , si sa Lettre vous aura
satisfait , et ce sera alors que je lui laisserai volontiers ma correspondance avec vous , parce
qu'il n'est pas éloigné d'adopter vos opinions.

Je finis , mon respectable ami , en vous priant
de vouloir bien excuser la négligence du style
de ma Lettre. J'espère dans quelque - temps
pouvoir vous écrire avec un peu plus de raison.
Vous pouvez compter sur mon attachement , et
cela pour toujours.

Si vous vous décidez à publier vos Observations,
c'est à vous à mettre en ordre ce qui ne l'est pas ;

personne ne peut vous suppléer pour cela. Je pourrai seulement revoir les épreuves. Il est possible que votre ouvrage qui est tout à fait neuf, fasse une très-grande sensation. Je me propose de le relire lorsque ma tête sera moins occupée ; à présent, elle l'est trop, pour que je puisse conserver la mémoire de ce dont j'aurais pris lecture.

Je vous embrasse de bien bon cœur, mon cher et digne ami, et suis pour la vie tout à vous.

DELEUZE.

LETTRE XVIIᵉ.

———

LE SOLITAIRE, A M. DELEUZE.

Monsieur et très-cher Ami,

J'ai reçu des mains même de Madame veuve Reym*, votre réponse, en date du 18 septembre dernier, ainsi que la Lettre de M. le professeur de sténographie, M*** votre ami, qui était jointe à la vôtre. Je vous disais dans ma précédente que c'était toujours avec une grande satisfaction que je recevais de vos chères nouvelles, mais qu'elle serait bien plus grande encore, si comme toutes les choses de ce monde, elle n'était modérée par la peine de vous voir toujours en proie à quelque infirmité, qui ne permet jamais à votre santé de se rétablir parfaitement. Pourquoi faut-il que je le répète aujourd'hui? car nous voici arrivés à l'ar-

rière saison, et certainement elle n'est guère propre
à vous débarrasser du rhume et des maux de tête
dont vous étiez attaqué à l'époque où vous m'avez
écrit, à moins que les dernières chaleurs ne
vous en aient délivré entièrement. Me voilà donc
toujours inquiet sur votre état présent que je ne
connais pas, et cette inquiétude ne cessera que
lorsque vous y aurez mis fin vous-même en
m'écrivant de nouveau. Madame Reym* va partir
dans quelques jours pour Paris. Son frère aîné
l'accompagnera. Vraisemblablement celui-ci res-
tera quelques jours auprès de sa sœur, et vous
m'obligerez infiniment de profiter de son retour
pour me faire part de l'état actuel de votre santé.
Je désire ardemment d'apprendre votre entier
rétablissement.

Vous recevrez avec ma Lettre les dernières
Observations que je vous ai annoncées depuis
quelque-temps. Vous ne me cacherez pas, je
vous en prie, le résultat de vos réflexions et dis-
cussions avec M. M*** votre ami, sur ce dernier
Mémoire, dans lequel vous trouverez le complément des preuves de ma doctrine et le résumé,
pour ainsi dire, de toute notre polémique.

Si toutefois vos infirmités, ou vos occupations
ne vous permettent point de m'écrire fort au long,

je pense que M. M*** le fera volontiers pour vous, si vous l'en priez. Je lui en fais également la prière moi-même dans ma réponse que je joins à celle-ci dans le même paquet ; vous voudrez bien la lui faire remettre. Je consens en même-temps que mes Mémoires et Observations passent entre ses mains ; vous pouvez donc en disposer en sa faveur. La bonne amitié dont il m'a honoré dans sa Lettre , et son dévoûment à la bonne cause , c'est-à-dire , à la vraie théorie qu'il me dit n'être pas éloigné d'adopter , m'en font un devoir , et je ressens en même-temps une vraie satisfaction de lui léguer ces papiers , qui ne doivent point tomber entre les mains d'un mécréant ; bien entendu , cependant , qu'ils resteront en votre possession tout le temps que vous le jugerez nécessaire pour votre plaisir ou utilité. C'est ce que j'écris à M. M*** à ce sujet, en lui faisant part de mes dispositions en sa faveur, après vous et moi, c'est-à-dire , que de notre vivant il n'en pourra rien publier sans notre consentement. Quant à la mise au jour de mes Observations par extrait, ou à la suite de votre Mémoire sur la prévision, vous pouvez en faire comme bon vous semblera; mais, pour l'ensemble et pour ma théorie, qui serait la suite de ce premier Ouvrage , il faut, comme vous me l'avez fait observer , qu'il règne dans notre polémique un certain ordre qui ne s'y

trouve pas, et auquel je consacrerai mes momens
de loisir.

Vous avez prévu le cas où (ce qu'à Dieu ne
plaise) vous me précéderiez bientôt dans la
deuxième vie ; mais, si ne jugeant plus mes
jours nécessaires sur cette terre de mort, le souverain Maître venait à me retirer le dépôt de la
vie qu'il m'a confié, que dois-je faire, à mon
tour, de vos Lettres bien précieuses pour moi,
tant que j'aurai souffle de vie ? Êtes-vous bien
aise qu'elles retournent dans votre portefeuille ?
Comme vous, je dois également prévoir le cas
où je terminerais ma carrière avant vous. Car,
vous le savez, nos jours sont comptés ; les miens
peuvent être plus courts que les vôtres. Veuillez
donc bien ne pas oublier dans votre prochaine
réponse, de me faire part de vos intentions
là-dessus.

Si M. M*** peut disposer de quelque bon
somnambule, essayez de lui faire résoudre les
questions que je soumets à la lucidité de ceux
de M. Chap** qui, vraisemblablement, n'y
feront aucune réponse, attendu, comme vous
me l'avez écrit, que M. le docteur ne les occupe que de ses malades et non de théorie, ni
d'autres questions *oiseuses* selon lui. Mon cher

confrère prétend que , si mes somnambules
parlent un langage mystique , si leur imagination
les place dans le monde des esprits , c'est-à-dire ,
si leur propre esprit s'élève et plane dans des
espaces imaginaires selon lui , c'est parce qu'elles
sont influencées par moi. Je peux lui renvoyer la
balle avec le même droit, et prétendre également
que si les somnambules qu'il consulte sur ma
théorie partagent ses opinions là dessus, c'est bien
parce qu'ils sont influencés par lui. J'aurais été
très-flatté de sa correspondance, quand même il
aurait attaqué ma théorie , qui n'en est pas une
pour moi , c'est-à-dire , une hypothèse , car ce
sont des faits que les agens de ces mêmes faits
viennent expliquer eux-mêmes par des preuves
positives , qui consistent en d'autres faits non
moins étonnans que les précédens.

M. le docteur aurait discuté quelque point
convenu entre nous , comme nous l'avons fait
nous-mêmes , libre à lui de tenir à son opinion.
Mais en cela , il ne paraît point se soucier beaucoup de travailler à la recherche de la vérité. Que
M. Chap** me donne une définition du Magnétisme , dans laquelle je trouve la raison suffisante
de tous les phénomènes observés chez les divers
sonambules ; qu'il m'explique d'une manière satisfaisante comment se fait la prévision , comment

a lieu la vue lointaine , l'apparition de vivant à vivant , fusse même d'un pôle à l'autre , etc. , je me rendrai moi-même sans hésiter à son explication.

Je termine ma Lettre , mon bien cher ami , en vous réitérant ma prière de ne pas laisser partir le frère de Madame Reym* sans m'écrire pour me donner des nouvelles de votre santé , et me faire part de vos réflexions , après lecture faite en commun avec M. M*** , votre ami , de mon dernier Mémoire que je vous adresse.

Je vous prie , en le lisant , de vous dépouiller de tout préjugé et de ne méditer cette singulière observation qu'avec le doute vraiment philosophique. Suivez bien la gradation des faits qui , en dernière analyse , vont vous amener à reconnaître , que la puissance que le magnétiseur paraît exercer sur son magnétisé en somnambulisme , est une puissance illusoire.

Arrêtez-vous surtout , et que votre esprit s'appésantisse , sur un cas du plus grand intérêt , contenu dans ce Mémoire , celui de l'*obsession*. Ce seul fait va vous prouver la nécessité d'avoir la connaissance de la vraie théorie du Magnétisme, sans quoi, malheur au magnétiseur et au magnétisé !!!

Je m'arrête, cher ami ; et en vous embrassant bien cordialement, je vous réitère les sentimens d'un attachement qui durera même au-delà du tombeau.

Le Solitaire du Mont-Luberon.

De ma Solitude, le 9 novembre 1833.

5me MÉMOIRE THÉOPSYCHOLOGIQUE.

COMPLÉMENT

DES PREUVES DE L'INTERVENTION DES PUISSANCES SPIRITUELLES DANS LES PHÉNOMÈNES , VULGÒ , MAGNÉTIQUES.

OBSERVATION.

Mademoiselle Laure M**** , jeune personne de 16 à 17 ans, fut, à la suite d'une grande frayeur qu'elle éprouva dans un moment critique pour son sexe, prise d'une érésipèle au visage , qui disparut peu de jours après , par suite de quelque impru-

dence de la part de la jeune malade. De suite
ses dents restèrent tellement serrées spasmodi-
quement pendant quatre jours, qu'il fut de toute
impossibilité de lui faire avaler une seule goutte
de liquide. Elle perdit en même-temps la parole
et l'usage de ses facultés intellectuelles. Le spasme
céda cependant aux moyens révulsifs et aux anti-
spasmodiques; mais la malade resta néanmoins
percluse de ses membres inférieurs. Elle poussait
les hauts cris chaque fois que, dans la journée,
il fallait la lever pour faire son lit, et surtout
quand on lui fesait appuyer les pieds par terre,
pour essayer si elle pourrait se soutenir sur ses
jambes et faire quelques pas; mais elles flé-
chissaient, et il fallait absolument l'asseoir.

Depuis l'invasion de la maladie la jeune demoiselle se refusait à toute médication et même
à toute nourriture. Elle ne prenait dans la journée
que quelques verres d'eau pure et fraîche.

Il y avait un mois et même davantage que
durait cet état désespérant pour la malade, pour
les parens et pour le médecin. Il fallait cependant
prendre un parti; et celui que je pris comme
médecin, fut d'essayer les passes magnétiques,
pour obtenir si non la guérison, du moins quelque
amendement à la maladie.

2.   13

En conséquence , le 5 février de l'année 1828 ,
jour de mardi, à dix heures du matin, je me rendis
dans cette intention chez la malade que je trouvai
levée , assise au coin du feu. Comme elle avait
connaissance de la guérison de la fille Mathieu ,
qui fait le sujet de mon 1er Mémoire , je lui de-
mandai si elle ne serait pas bien aise de se soumettre au même traitement que j'avais employé
pour cette fille , traitement , lui dis-je , qui vous
dispense de prendre des drogues , et qui consiste
à faire seulement avec les mains sèches quelques
frictions sur les parties malades. Elle y consentit,
et ses parens furent au comble de la joie de
voir leur enfant unique se décider enfin à se
laisser guérir.

1re SÉANCE.

Me voici donc en présence de la jeune demoiselle , assise comme je l'ai dit auprès du feu. Elle
se prête de bonne grâce à mes dispositions pour
la placer convenablement devant moi. Je commence les passes sur les bras en descendant jusques
aux pieds. Après huit à dix minutes de ce pro-

cédé, elle me dit en riant : « *Ne voilà-t-il pas*
» *que j'ai envie de dormir, quoique levée depuis*
» *peu* », et de suite, après quelques cligno-
temens, ses yeux se ferment, et sa tête s'incline
sur sa poitrine. Elle est endormie. Sa mère, tout
étonnée, prend un carreau qu'elle place sous la
tête de la dormeuse qui s'appuie sur une chaise
placée à sa gauche. Mais, à peine la jeune Laure
a-t-elle dormi cinq minutes que, relevant la tête
comme en sursaut, elle dit : « *Eh quoi! déjà*
» *la nuit? le jour a passé bien vite. Pourquoi*
» *allume-t-on la chandelle? il me semble qu'il n'y*
» *a qu'un moment que j'ai quitté le lit.* »

D. Qu'avez-vous, lui dis-je? d'où vous vient
cette peur que vous paraissez avoir? R. C'est,
dit-elle, que j'ai vu un cierge allumé dans la
main de quelqu'un qui s'est présenté à moi ; et
cela m'a effrayé, parce que je ne pouvais concevoir que la nuit fût sitôt venue.

D. Vous avez vu, dites-vous, un cierge allumé
entre les mains de quelqu'un ; mais, avez-vous
connu la personne qui le tenait? R. Non, Monsieur.
— Eh bien, ce soir, lui dis-je, nous saurons cela ;
mais n'ayez plus peur. Tout en discourant ainsi,
cette demoiselle s'est éveillée d'elle-même peu-

à-peu. Je me suis retiré resolu à retourner auprès de la malade le soir sur les cinq heures.

Fin de la 1ʳᵉ Séance.

2ᵉ SÉANCE.

——

Cinq heures viennent de sonner; Mademoiselle Laure est dans son lit; mais elle ne dort point. Sa mère me dit qu'elle a été tranquille toute la journée. Après quelques passes qui n'ont duré que cinq minutes, la malade détourne la tête, en disant : « Je veux dormir ; et de suite elle ajoute : Je vois une lumière...... c'est un cierge allumé, tenu par une main...... deux personnes sont près de ce cierge..... il y a un chirurgien.... c'est M. Roc**, il est là pour me saigner...... Oui, il faut qu'il me saigne, il faut qu'il me tire beaucoup de sang.

D. Quelle quantité ? R. Demi-écuelle, répondit Laure.

D. N'est-ce pas trop, à cause de votre faiblesse? R. Non, Monsieur; dans mon sang se
trouve la cause de tous mes maux; il est trop
épais, il ne circule que difficilement.

D. Quand faudra-t-il faire cette saignée? R. Tout
de suite.

D. Il faut donc appeler M. Roc** pour qu'il
vienne vous saigner? R. Oui, de suite.

D. Que prendrez-vous après la saignée? R. Un
verre d'eau sucrée, tant soit peu tiède.

D. Mangerez-vous quelque chose ce soir?
R. Oui; une petite soupe de pain, bien liquide
et un peu sucrée.

D. A quelle heure la prendrez-vous? R. Trois
quarts-d'heure après le saignée.

D. Le vésicatoire que vous portez a-t-il été bien
indiqué? R. Oui; il faut l'entretenir. On me
fera également plusieurs fois dans la journée, des
frictions sèches avec la main, depuis la tête
jusqu'aux pieds.

D. A quelle heure dormirez-vous encore ?
R. Demain à une heure après-midi.

D. Y voyez-vous encore ? R. Oui ; j'y vois
très-bien.

D. Que voyez-vous donc ? R. Je vois mon
ange.

D. Vous plaisantez ; est-ce qu'on peut voir
les esprits ? R. Vous, Monsieur, vous ne pouvez
les voir, non plus que tous ceux qui sont ici ;
mais, si vous étiez dans l'état où je me trouve,
vous les verriez tout aussi bien que moi.

D. Dans quel état vous trouvez-vous donc ?
R. Dans un état de bonheur et de ravissement ;
c'est celui d'Adam et d'Ève, avant leur péché.

D. Qu'est-ce qui vous fait voir de si belles
choses ? R. La lumière.

D. D'où vient cette lumière ? R. D'en-haut,
du ciel.

D. Est-ce la lumière du soleil ? R. Non, Monsieur, c'est la lumière vierge, telle qu'elle sortit
du sein de Dieu, au commencement du monde.

D. Comment savez-vous cela? qui vous rend si savante? R. Mon ange me le dit.

D. Mais votre ange, comment se montre-t-il à vous? R. Il me paraît comme un jeune enfant vêtu d'une tunique blanche, avec une ceinture de même; il répand une lumière qui m'éblouit et m'éclaire comme celle qui vient d'en-haut?

D. N'y a-t-il rien sur la ceinture de votre ange? R. Il y a un écrit.

D. Pouvez-vous le lire? R. Non, Monsieur.

D. Demandez-lui ce que porte cet écrit? priez-le de vous le répéter? R. Cet écrit contient tout ce que je dis et ce qu'il faut que je fasse pour ma guérison.

D. Ne voyez-vous rien de plus? R. Je vois l'ange de mon médecin.

D. Que fait-il? R. Il a une plume à la main, de l'encre et du papier; il écrit tout ce que je dis.

D. Que porte votre ange à la main? R. Il a

un cierge allumé d'une main , et de l'autre , une bande pour ma saignée.

D. N'a-t-il pas un autre signe , celui des bons anges? dites-lui de vous le montrer? R. Il a quitté la bande qu'il tenait de la main droite, et il a pris une couronne blanche de lis qu'il me présente.

D. Que voyez-vous encore ? R. Je vois une jeune fille.

D. Que fait-elle? R. Elle se promène ; elle marche vite.

D. La connaissez-vous ? R. Nou , Monsieur ; mais elle est bien jouflue ; elle se porte bien.

D. Demandez son nom ? R. Elle s'appelle Marie.

D. N'a-t-elle pas un autre nom? R. Oui ; c'est Laure.

D. Mais , n'est-ce pas là votre image? vous-même qui marchez, et vous portez mieux qu'à présent? R. Ah! oui ; je me reconnais à présent;

je me vois comme dans un miroir, dans une glace, et mon ange, qui tient ce miroir, me promet guérison.

D. Dans combien de jours pourrez-vous marcher? R. Dans huit jours..... Je n'y vois plus; éveillez-moi...... Je la touche sur les yeux; elle s'éveille. (*Oubli parfait.*)

Bientôt après, le chirurgien arrive, et la saignée a lieu tout de suite. Les préparatifs de cette opération étonnaient la malade, qui s'y prêta néanmoins sans peine. Le sang noirâtre et visqueux ne coula que goutte à goutte; à peine peut-on en tirer quelques onces.

Fin de la Séance.

3e SÉANCE.

———

(*Mercredi 6 février, à 1 heure après-midi.*)

Mademoiselle Laure est levée, assise auprès du feu. Je fais sur elle quelques passes. Dans deux

minutes elle est endormie, et de suite elle dit :
Je vois une lumière...... un cierge allumé dans
la main de quelqu'un....... le chirurgien est à
côté...... il faut qu'il me saigne encore ce soir
à cinq heures précises...... il me tirera six onces
de sang.

D. Que prendrez-vous après la saignée? R. Un
verre d'eau fraîche et pure...... trois quarts-
d'heure après, on me donnera un bouillon d'un
jaune d'œuf un peu sucré.

D. D'où vient que hier au soir, au lieu d'une
demi-écuelle de sang, comme vous l'aviez indiqué,
on n'a pu vous en tirer que quelques onces?
R. C'est que mon sang est trop épais, comme je
l'ai dit aussi.

D. Je croyais que c'était votre ange qui l'avait
arrêté pour ne pas trop vous affaiblir. R. Non,
Monsieur, c'est sa viscosité qui l'empêche de
couler.

D. Voyez-vous aujourd'hui quelque autre chose?
R. Oui, je vois une herbe....... c'est l'herbe
qu'on appelle de la Bile.

D. autrement *dite* le Petit-Chêne, n'est-ce pas?
R. Oui, Monsieur.

D. Eh bien ! que faut-il en faire? R. Il faut
en faire infuser une pincée ce soir dans une tasse
d'eau bouillante , et demain matin à jeun on me
la donnera un peu tiède, toute pure et sans
sucre.

D. Que prendrez-vous après? R. Trois-quarts
d'heure après ce remède, on me donnera un
contre-vers , parce que les vers m'ont beaucoup
tourmenté dans ma maladie.

D. En quoi consiste ce contre-vers? R. On
prendra trois racines de chicorée sauvage. Après
les avoir bien nétoyées et coupées en petits morceaux , on les fera bouillir dans un verre d'eau
pour les réduire à deux cuillerées à bouche, qu'on
me donnera tant soit peu tièdes. . . . . deux heures
après le contre-vers , je prendrai une crème de
pain , bien cuite et légère , avec quelques gouttes
d'huile et un peu de sucre.

D. Que fait votre ange aujourd'hui? R. Il a ,
comme hier , le cierge allumé et la bande pour
ma saignée.

D. Et le mien, que fait-il? R. Tout comme hier,
il écrit ce que je dis. . . . . . Il faut que vous me
fassiez trois fois par jour des frictions sèches avec

les mains : la première , à dix heures du matin ;
la deuxième , à une heure après-midi ; et la troisième , à cinq heures du soir. Ces frictions me
font du bien. Elles me dégourdissent tellement
les membres et tout le corps , que je commence
à me tenir debout seule et sans douleur , et
même à marcher sans soutien et sans fatigue.
Eveillez-moi. Je n'y vois plus.

D. Attendez un moment; faut-il que vous soyez
instruite de tout ce que vous m'avez dit ? R. Oui.

D. Que faut-il faire pour vous en donner le
souvenir ? R. Placez votre main droite sur ma
tète , pour m'éveiller subitement , alors je me
rappellerai de tout. — Je mets ma main sur sa
tète , elle s'éveille et raconte tout ce qu'elle a dit
en son sommeil magnétique. Elle marche et fait
quelques pas sans aide et avec facilité.

La saignée a été faite à l'heure prescrite , mais
la veine n'a pas donné plus de sang que la première fois , vu la viscosité de celui-ci. Le sang
s'est coagulé sur le champ. Mademoiselle Laure
a indiqué l'heure de son sommeil lucide du lendemain. C'est à sept heures du soir.

Fin de la Séance.

4. SÉANCE.

—

(Jeudi, 7 février, à 7 heures du soir.)

Dans quelques minutes, Mademoiselle Laure est endormie. Elle parle de son régime pour rétablir ses forces. Elle se prescrit des bouillons gras et quelques soupes légères. Il faut laisser tarir le vésicatoire, renoncer à la saignée pour la pratiquer à la belle saison, si toutefois elle est nécessaire ; continuer pendant quelques jours encore les infusions et décoctions du matin. — Tisane de pruneaux pour boisson dans la journée. M. le médecin, ajoute-t-elle, ne pouvant me faire les frictions dont j'ai besoin, attendu qu'il lui est survenu quelques douleurs dans les poignets, il s'en abstiendra, et mon *ange* y suppléera en les faisant lui-même. Elle indique ensuite l'heure de son sommeil magnétique du lendemain. C'est à quatre heures du soir précises qu'elle doit être endormie. La meilleure manière de me procurer le sommeil, dit-elle, c'est de presser fortement

mes yeux avec les doigts. (le pouce et l'index).
Vous m'éveillerez aussi de la même manière.
L'intention fait tout. Eveillez-moi de suite, afin
que je me rappelle de tout ce que j'ai dit. Elle
est éveillée par la pression sur les yeux, et de
suite elle raconte tout ce qu'elle s'est prescrite.

Fin de la Séance.

───

REMARQUE ESSENTIELLE SUR CETTE SÉANCE.

Le lecteur observera ici que la présence de
l'ange commence à se manifester. Il va remplacer
le médecin, et faire lui-même les frictions que l'indisposition de celui-ci ne lui permet plus de continuer. Plus nous avancerons, plus nous verrons
que l'action de l'ange prendra du développement,
et son influence ou intervention dans les opérations magnétiques ne sera plus douteuse.

───

5ᵉ SÉANCE.

—

(*Vendredi 8 février, à 4 heures du soir.*)

Mademoiselle Laure est endormie de suite,
par la seule pression de mes doigts sur ses yeux.
Incontinent elle dit : « Je vois mon ange en tu-
» nique blanche. Il tient une couronne de roses
» blanches de la main gauche, et de la droite,
» une petite croix couleur d'or. La ceinture est
» blanche brodée en argent. — L'ange de M. le
» médecin est également en tunique blanche. Sa
» ceinture est couleur gris-d'argent. Il tient une
» plume à la main, il a du papier et de l'encre
» pour écrire ce que je dirai ; mon ange me dit
» de continuer le régime prescrit hier. Ce soir,
» à dix heures précises, M. le médecin m'endor-
» mira. Il n'est pas nécessaire qu'il vienne ici,
» ni qu'il me touche ; en quelque endroit qu'il se
» trouve à l'heure indiquée, il pressera ses yeux,
» comme il fait sur les miens et je m'endormirai.
» Demi-heure après, il m'éveillera en pressant
» tout de même ses yeux. J'ai dit que l'intention

» fait tout en ceci. Ce sommeil, ce repos me font
» du bien, et me donnent des forces. Ils suppléent
» aux frictions que M. le médecin ne peut encore
» reprendre, à cause de la douleur qu'il éprouve
» à la main droite...... C'est mon ange qui les
» fait alors lui-même quand je dors...... Demain
» samedi, je dormirai à deux heures après-midi
» et à six heures du soir.

» Je ne dormirai que demi-heure à chaque
» fois. Si les affaires de M. le médecin ne lui
» permettent pas de venir, il peut s'en dispenser;
» il m'endormira et m'éveillera aux heures indi-
» quées, en suivant le procédé qu'il a déjà em-
» ployé....... Eveillez-moi de suite pour que
» j'aie le souvenir de ce que j'ai dit. » (*La chose
est faite ainsi.*)

Fin de la Séance.

A dix heures du soir, me trouvant chez moi,
j'ai endormi la malade, à distance, en pressant
fortement mes yeux. Ses père et mère étant
présens quand elle a fermé les yeux, elle leur
a dit : L'ange de M. le médecin me prescrit de
dormir demi-heure sans parler....... Après la
demi-heure, je l'ai éveillée à distance de chez
moi, en me pressant fortement les yeux comme
je l'avais fait pour l'endormir.

REMARQUE ESSENTIELLE.

On doit commencer à s'apercevoir , 1° que l'apparition de l'ange de la malade n'est point une illusion , puisqu'elle donne son signalement , qu'elle ne confond point avec celui de l'ange de son médecin qu'elle voit , et qu'elle décrit également ;

2° Que c'est son ange qui lui prescrit le traitement qu'elle s'impose ;

3° Que la puissance de son magnétiseur , qui paraît s'accroître à chaque séance , parce qu'il l'endort à distance , et par la seule pression de ses propres yeux, est cependant illusoire, puisque c'est l'ange du médecin qui endort la malade et qui lui prescrit de dormir demi-heure.

6ᵉ SÉANCE.

—

(Samedi 9 février, à 2 heures après-midi.)

Mademoiselle Laure, endormie à distance, a parlé de suite à ses parens qui étaient auprès d'elle. Je dormirai, a-t-elle dit, demi-heure sans parler, parce que mon ange me le défend. — La demi-heure étant écoulée, je l'éveillai.

Sur les six heures du soir, me trouvant chez elle pour prendre l'heure de son sommeil magnétique du lendemain, je l'ai endormie. Elle a parlé de suite, et m'a dit que ce serait demain matin à huit heures qu'elle dormirait, puis, elle a gardé le silence. Demi-heure après, je l'ai éveillée.

Fin de la Séance.

7. SÉANCE.

—

(Dimanche 10 *février , à* 8 *heures du matin.)*

Mademoiselle Laure a été endormie à distance, comme hier ; j'étais alors chez moi. M'étant transporté dans sa maison un quart d'heure après, je l'ai trouvée endormie dans son lit. Son père, qui était auprès d'elle quand elle a fermé les yeux, m'a dit : qu'elle avait répété qu'il fallait la laisser dormir demi-heure sans parler , parce que son ange ne le lui permettait point.

Au temps fixé , je l'ai éveillée , après avoir pris, pour demain lundi, l'heure du sommeil qui est celle de onze heures du matin.

Fin de la Séance.

8ᵉ SÉANCE.

—

(*Lundi* 11 *février* , à 11 *heures du matin.*)

Cette Séance n'offre rien de particulier pour
le traitement ; mais, on remarque quelque chose
de nouveau , dans le signalement que Mademoiselle a donné aujourd'hui de son ange.

M'étant rendu chez la malade à onze heures ,
je l'ai endormie de suite par la pression de mes
propres yeux , quoique je fus avec elle. Aussitôt
elle a parlé en ces termes : « Mon ange est
» aujourd'hui en tunique blanche , ceinture de
» même , brodée en argent. Il tient de la main
» droite une croix , et de l'autre , une couronne
» d'épines. Il a les pieds et jambes nus. Sandales
» aux pieds attachées aux jambes avec des rubans
» blancs. Ses cheveux sont blonds, bouclés en
» anneaux, ses yeux bleus , sa bouche vermeille
» et riante. »

D. Pourquoi , lui dis-je , votre ange a-t-il aujourd'hui cette couronne d'épines à la main ?
R. C'est pour nous apprendre qu'il est de la
légion de la couronne d'épines de Notre-Seigneur
Jésus-Christ (*).

Mademoiselle Laure s'est prescrite ensuite un
épithême , et a dit n'avoir plus besoin de dormir
jusqu'à jeudi , à sept heures du soir , à moins que
ce ne soit pour quelque malade. Après un quart-
d'heure de sommeil magnétique elle a demandé
à être éveillée par une forte pression sur ses yeux.
Car , si vous ne faisiez, a-t-elle dit , que passer
légèrement vos doigts sur mes yeux , comme le
premier jour , je ne me rappellerais de rien.

Fin de la Séance.

Les 12 , 13 , 14 février , Mademoiselle Laure
a donné des Séances pour quelques malades. Il
est bon de remarquer qu'il n'est pas nécessaire
qu'ils soient présens , ni que pour mettre la
voyante en rapport avec eux , on place dans
ses mains quelque objet qu'ils auraient touchés;
mon ange ou le sien opèrent ce rapport.

(*) Il paraît par nombre de passages des Saintes Écritures,
que la milice céleste est divisée en légions. La réponse de la
voyante est donc parfaitement orthodoxe.

9ᵉ SÉANCE.

—

(Vendredi 15 février, à 11 heures du matin.)

Cette Séance présente quelque chose de remarquable. Le voici.

Mademoiselle Laure, endormie, a dit sur la fin de la Séance : « Pour me faire perdre le » souvenir de ce que j'aurai dit ou de ce que » j'aurai vu, lorsque le cas l'exigera, il faudra » m'éveiller en appliquant fortement votre main » sur mon front. » Je lui ai fait alors la demande suivante :

D. Ne vous serait-il pas nécessaire d'apprendre à marcher dans l'état de sommeil, pour certains cas où vous auriez besoin d'aller vous-même chercher quelque plante, etc., etc...... R. Oui, a-t-elle répondu ; mais ce n'est point encore le temps........ Eveillez-moi ?........ Elle est éveillée.

Jusqu'au 18 , les Séances des jours suivans, n'offrent rien de remarquable.

Fin de la Séance.

10. SÉANCE.

——

(*Lundi* 18 *février* , *à* 8 *heures et* 1/2 *du matin.*)

Mademoiselle Laure étant en somnambulisme, dit n'avoir besoin du sommeil magnétique que mercredi prochain, à trois heures de l'après-midi.

» Il est cependant nécessaire , a-t-elle ajouté,
» que je ne sois jamais parfaitement éveillée à
» l'avenir. Il faut seulement m'ouvrir les yeux
» et me laisser ainsi toute la journée. Je dois
» me faire à cet état pour me soutenir dans le
» chemin de la vertu (*) et m'y familiariser; et de

(*) L'état magnatique serait-il un moyen pour se soutenir dans le chemin de la vertu? Il ne serait donc pas un état essentiellement diabolique, comme l'ont prétendu certains auteurs et notamment M. M*** de la Marne et M. l'abbé Wurtz de Lyon!!!

» **plus**, afin de pouvoir voyager dans cet état, si
» besoin était, comme vous me l'avez dit dans une
» précédente Séance. Eveillez-moi à demi, en
» relevant fortement en haut les paupières supé-
» rieures. » (*Cela fut fait ainsi.*)

Fin de la Séance.

11ᵉ SÉANCE.

—

(*Mercredi 20 février, à 3 heures après-midi.*)

Mademoiselle Laure a été endormie à distance.
J'étais dans mon cabinet. Quelques instans avant
l'heure indiquée, elle était à causer sur son état
maladif avec une dame de ses amies qui était
venue lui faire visite, lorsque tout-à-coup trois
heures ayant sonné, elle s'est adossée fortement contre sa chaise, et s'est endormie pro-
fondement.

La dame surprise, et même effrayée, a voulu

l'éveiller en la sécouant, parce qu'elle croyait qu'elle se trouvait mal ; mais, la dormeuse n'a fait aucun mouvement. Je suis arrivé dans ce moment, et la dame m'a raconté ce qui venait d'arriver. Inutilement, a-t-elle ajouté, je l'ai secouée, Mademoiselle s'obstine à ne pas me parler.

Cependant, elle va répondre aux demandes que je vais lui faire, dis-je à la dame, et même sans que je la touche. Observez-bien......... J'appelle à haute voix, Mademoiselle Laure. — Plaît-il, Monsieur. — Dormirez-vous long-temps? — Demi-heure seulement.

Je n'ai pas poussé plus loin mes questions, et Laure a gardé le silence. Nous avons causé avec la dame qui était toute étonnée de cet événement.

L'heure du réveil étant venue, Laure a dit : Eveillez-moi. J'ai fait retirer la dame, et j'ai éveillé la malade, qui a dit vouloir dormir demain à une heure après-midi.

Les Séances des quatre jours suivans n'offrent rien de remarquable.

Fin de la Séance.

12ᵉ SÉANCE.

—

(Lundi 25 février , à 1 heure après-midi.)

Mademoiselle Laure , endormie , a dit de suite :
» Je vois une jeune vierge ; et c'est la seconde
» fois qu'elle m'apparaît ; j'avais oublié de vous
» le dire. »

D. Cette vierge a-t-elle vécu sur la terre ?
R. Oui.

D. Comment s'appelait-elle de son vivant ?
R. Je ne me rappelle point son nom de baptême ;
mais bien celui de sa famille P****.

D. L'avez-vous connue particulièrement ? R. Je
lui avais parlé quelquefois.

D. Demandez-lui son nom ? R. Elle me dit :
Joséphine. (*)

(*) Voir la Note XVII.

D. Comment est-elle habillée ? R. Elle est en robe blanche, ceinture violette, comme celle que nos anges portent dans ce temps de pénitence (le carême); sa chevelure est pendante ; elle a une croix dans la main droite et une couronne de roses blanches dans la gauche...... son petit ange est avec elle....... il a le même costume , et les mêmes attributs dans l'une et l'autre main.

D. Que vous dit cette vierge ? R. Elle me dit d'être toujours sage et soumise à la volonté de Dieu ; c'est elle qui se joint à mon ange pour m'éclairer et m'inspirer durant le sommeil qu'ils me donnent en ce moment...... Cette vierge a toujours veillé sur vous , comme elle vous l'avait promis quelques instans avant sa mort........ Elle prie Dieu pour nous , afin que nous nous trouvions un jour tous ensemble à partager le bonheur éternel.

Je dormirai demain à trois heures de l'après-midi........ Eveillez-moi.

Fin de la Séance.

REMARQUE SUR CETTE SÉANCE.

Le lecteur doit s'apercevoir que l'intérêt va toujours croissant dans cette Observation. A présent ce n'est pas l'ange seul de Laure qui l'éclaire et l'inspire. Elle est de plus influencée par celui de son médecin et par une vierge qui a vécu sur la terre, accompagnée elle-même de son petit ange. La voyante décrit le costume de tous ; elle fait remarquer la couleur violette de la ceinture, et la chevelure pendante, qui sont des signes d'humiliation, de tristesse, convenables au temps du carême, qu'elle appelle un temps de pénitence....... Voilà une belle leçon de morale chrétienne que, d'après les auteurs précités, donnerait le seigneur Lucifer !!!

Cette Séance fait encore admirablement ressortir les vérités de la religion, par la concordance des sentimens manifestés dans l'église triomphante, en même-temps que dans l'église militante.

On voit également par ce fait que la communication des morts avec les vivans n'est point une chimère, un conte inventé pour amuser un sexe faible et crédule, mais bien une grande vérité.

bule. Cependant, on ne peut s'y méprendre, puisque dans la cinquième modification, j'ai dit mentalement à mon ange de l'endormir. Ma puissance n'est donc qu'apparente, et non réelle. La seule bien manifeste que je possède dans ces expériences, est celle que j'exerce sur mon propre guide, sur mon ange qui opère selon mes intentions ; et la preuve bien positive que c'est mon ange qui a puissance sur Mademoiselle Laure, c'est qu'il l'a endormie à l'heure convenue et en mon absence, attendu qu'étant occupé ailleurs, j'avais entièrement oublié l'heure du rendez-vous. Mais l'ange qui ne l'avait pas oubliée, s'est rendu auprès de la malade, pour y remplir ses fonctions, dans la mission spéciale qu'il a reçue ostensiblement de concourir avec moi à la guérison de la demoiselle Laure. Je dis *concourir*, parce qu'on voit qu'outre le magnétiseur qui opère, mon ange agit conjointement avec l'ange de la malade, et puis encore avec la vierge, signalée dans la 12ᵉ Séance, et qui, selon toute apparence, a également mission de s'occuper du soulagement de la malade et de la consoler dans son affliction, ainsi que Mademoiselle Laure l'a dit elle-même dans la Séance précitée.

14. SÉANCE.

—

(*Dimanche 10 mars, à 5 heures de l'après-midi.*)

J'endors Mademoiselle Laure en la regardant fixement. Elle s'éveille après avoir dormi demi-heure. Un moment après son réveil, je m'aperçois qu'elle a des soubresauts, des secousses et comme des mouvemens cloniques dans tout le corps. Elle remarque ma surprise ; les mouvemens cessent ; elle me dit alors : « Ces mouvemens que vous » voyez sont suscités par mon ange pour m'a- » vertir du besoin que j'ai de prendre de la » nourriture. Il m'avertit également par le même » signe, lorsque j'ai suffisamment mangé, ou » bien qu'il ne faut pas manger de telle substance » qui me serait nuisible. Et même il me l'enlève » des mains lorsque je parais faire peu de cas de » son avertissement (*). »

Fin de la Séance.

(*) Voir dans le Mémoire sur la fille Mathieu, l'histoire de la gousse d'ail enlevée, tome 1, page 88.

RÉFLEXIONS.

———

Comment les partisans de la théorie française,
qui rapportent tous les phénomènes magnétiques
à l'action d'un fluide émané du magnétiseur, ex-
pliqueraient-ils ces mouvemens, ces secousses que
la demoiselle Laure ressent, parce qu'elle se trouve
avoir besoin de prendre de la nourriture, secousses
qu'elle dit se répéter toutes les fois que ce besoin
se fait sentir, même en absence et à l'insu du magnétiseur? comment expliqueront-ils ce qui est
encore plus étonnant, que lorsqu'elle veut se permettre de manger un aliment qui lui serait nuisible, ces secousses arrivent à point nommé, et
qu'elles lui enlèvent des mains la substance nuisible qu'elle va porter à sa bouche?

Dira-t-on que c'est encore ici une illusion!
Qu'on le dise des visions ou apparitions des esprits,
à la bonne heure, quoiqu'il soit assez étrange
que la voyante soit continuellement assaillie par
des êtres appelés fantastiques, et qui, néanmoins,

2.   15

viennent l'éclairer et lui inspirent tout ce qu'elle
dit pour son traitement et pour tout son régime
de vie ; mais des secousses, des mouvemens cloniques lorsqu'elle est bien éveillée pour l'aviser
du besoin de manger ; et quand elle mange, des
secousses encore pour lui dire : *C'est assez*, ou
pour lui enlever des mains ce qui n'a pas été
prescrit par cet être qui règle son régime diété-
tique, n'est-ce pas là du positif et du très-
positif?

15ᵉ SÉANCE.

——

(*Mardi 4 mars, à 1 heure après-midi*)

Mademoiselle Laure, endormie par un seul
regard fixé sur elle, dit :

» Je ne pourrai parler que peu de temps au-
» jourd'hui, à cause d'un violent mal de tête que
» j'ai depuis ce matin. J'ai saigné du nez à onze
» heures. Cela m'a un peu soulagée ; le sang cou-

» lera encore ce soir à huit heures. Mon ange me
» procure lui-même ces évacuations. Il les arrête
» à propos. Il ne faut donc pas que mes parens
» s'alarment si ce soir le sang coule de nouveau.
» Il s'arrêtera lorsque l'évacuation paraîtra suf-
» fisante à mon guide.

» Demain je dois aller à la messe de huit heures.
» Mon ange m'y conduira et soutiendra mes pas.
» Il m'endormira à la consécration, et ne m'éveil-
» lera qu'après la communion du prêtre, pour
» me rendre témoin des Mystères les plus augustes
» de notre sainte religion , et par là fortifier
» ma foi.

» A trois heures après midi , je dormirai, et
» je vous rendrai compte de ce que j'aurai vu. »
— Elle est éveillée.

Fin de la Séance.

REMARQUES.

Les effets de l'influence de l'ange de notre
malade vont toujours en croissant. Son action

n'est plus douteuse. Et l'on voit qu'il veille sur elle
tant au physique qu'au moral. Les évacuations
sanguines qu'il provoque pour soulager son mal
de tête et qu'il arrête à volonté et fort-à-propos ,
n'en sont-elles pas une preuve bien positive ?
Dira-t-on que c'est à l'influx du médecin qu'elle
doit ces écoulemens sanguins ? On ne saurait le
soutenir , puisqu'ils ont lieu à son insu. Bien
plus , la malade annonce d'avance que le flux
sanguin reparaîtra le soir ; elle déclare en même-
temps que le sang s'arrêtera sans qu'elle ait
besoin d'aucun secours du médecin, afin que ses
parens ne soient point alarmés de cette hémorragie salutaire. C'est son ange encore qui va la
conduire demain à la messe ; il la soutiendra
dans sa marche, et pour ranimer sa foi, il va
la rendre témoin du plus auguste de tous les sa-
crifices et dévoiler à ses yeux le plus grand de
tous les Mystères. Est-ce là l'effet d'un prétendu
fluide, émané du magnétiseur? Que M. le docteur
Chap** et tout son cortège de somnambules me
donnent une explication satisfaisante de cette éducation singulière que reçoit notre malade , en
poursuivant son traitement magnétique , et je
renonce à ma théorie ?

16ᵉ SÉANCE.

—

(*Mercredi 5 mars , à 3 heures après-midi.*)

Mademoiselle Laure a entendu la messe ce matin. Endormie en ce moment par un seul de mes regards , elle raconte ce qu'elle a vu relativement au Mystère de l'Eucharistie.

» Au moment de la consécration , dit-elle ,
» mes yeux se sont fermés d'eux-même , et j'ai
» vu une grande lumière. L'archange Michel était
» debout à droite sur l'autel , qu'un nombre pro-
» digieux d'anges entourait ; ils étaient pros-
» ternés. Jésus - Christ est descendu dans une
» gloire , dont l'éclat était éblouissant. Mon ange
» m'a tenue endormie jusqu'après la communion
» du prêtre.

» A la fin de la messe , un ange de ténèbres
» est venu me faire de belles promesses , se
» disant envoyé de Dieu. J'ai cru d'abord , en

» ses paroles parce que je n'ai pas reconnu le
» tentateur. Mieux éclairée en ce moment, je
» m'aperçois que ce personnage m'a joué déjà
» plusieurs fois. A son approche, nos anges s'éloi-
» gnaient ; mais je ne pouvais pas distinguer s'ils
» avaient disparu, car, voyant toujours le même
» nombre et notamment celui de mon médecin
» devant moi, je ne me méfiais pas de la super-
» cherie. Je me rappelle à présent de la différence
» qu'il y a entre cet ange de ténèbres et celui de
» mon médecin qui porte une ceinture gris-d'argent
» tenant une croix dans la main droite et une palme
» dans la gauche, tandis que celui-là avait bien
» la ceinture grisâtre, mais elle était bariolée
» de points ou tâches rouges, et la croix était
» dans sa main gauche. Il faut être bien sur ses
» gardes pour ne pas s'y laisser prendre.

» Voilà la cause de toutes les erreurs de ceux
» qui, dormant comme moi, ne sont éclairés que
» par un ange de ténèbres.

» Je ne dormirai que vendredi à midi. » —
Elle s'est éveillée.

Fin de la Séance.

J'aurais pu me dispenser de relater cette
Séance et celles qui vont suivre, car, elles ne
seront pas du goût de beaucoup de gens ; cependant, comme j'ai principalement en vue, non
seulement de lutter contre le matérialisme pour
asseoir ma théorie, mais encore, de rassurer les
ames timorées qui sont de bonnefoi, en leur
prouvant par ces exemples, que la pratique du
Magnétisme, n'est point une œuvre *essentiellement
diabolique*, et qu'au contraire, elle conduit à
reconnaitre la vérité des dogmes fondamentaux de
la religion catholique, j'ai pensé que ces Séances
ne devaient pas être supprimées.

En effet, quelle est la personne bien pénétrée
du grand Mystère dont il est ici parlé, qui ne
désirât de toute son ame, de pouvoir jouir du
magnifique spectacle offert aux regards de Mademoiselle Laure M****?

Quel est le vrai croyant qui ne soupirerait pas
après une telle faveur du ciel? Le Mystère de la
Rédemption du genre humain, mis en évidence
sous les yeux d'un simple mortel!!! Heureux
voyant ! il n'a rien à envier aux anges mêmes!!!
Quelle autre science que celle-ci peut élever
l'homme à tel point de dignité? Voilà pourquoi
je répète souvent dans ma correspondance qu'elle

doit être appelée *Magnatique*, c'est-à-dire, la grande science, la science par excellence, la science de l'esprit de Dieu ; voilà pourquoi, dans un moment du plus vif sentiment de reconnaissance pour toutes les merveilles dont le Très-Haut m'a rendu témoin, je me suis écrié avec le Prophète-roi : « Oui, c'est parce que la vérité vous » est chère, ô mon Dieu ! que vous m'avez révélé » les secrets de votre haute science. » (*Psaume* L, ℣. 8.)

On trouve en outre, dans cette même Séance la confirmation de ce que j'ai souvent répété dans cette polémique, savoir : que l'audacieux cherche sans cesse à trouver une proie pour la dévorer, et que c'est notamment dans les meilleures choses qu'il tache de se mêler pour en entraver la pratique. Le discernement des esprits, est conséquemment de la plus haute importance.

Nous verrons, dans la suite de ce Mémoire, un terrible exemple qui en prouve la nécessité, pour n'être pas dévoré par le minotaure infernal, lorsqu'on a été porté à pénétrer dans ce dédale ténébreux, sans guide et sans le fil d'Ariane.

17ᵉ SÉANCE.

—

(*Vendredi 7 mars, à midi.*)

Mademoiselle Laure n'a dormi qu'un moment pour donner l'heure de sa lucidité , qui sera demain à quatre heures du soir. Elle a ajouté qu'elle irait à confesse.

18ᵉ SÉANCE.

—

(*Samedi 8 mars , à 4 heures du soir.*)

Mademoiselle Laure a dormi demi-heure. Après, elle a dit : « Demain j'irai à la messe de huit » heures. Je dormirai alors , parce que c'est

» l'heure de mon sommeil. Je recevrai la commu-
» nion, et mon ange veillera sur moi, afin que
» ce trop long prolongement d'abstinence ne me
» soit pas nuisible. (*Réveil.*)

19ᵉ SÉANCE.

———

(*Dimanche*, à 10 *heures du matin.*)

Mademoiselle Laure, sitôt endormie a dit :
» J'ai assisté à la messe ; j'ai éprouvé du froid
» aux jambes et j'allais me trouver mal, lorsque
» j'ai prié mon ange de me secourir. Je me suis
» endormie incontinent, et le mal-aise a disparu. »

Laure raconte ensuite ce qu'elle a vu à la
consécration, même répétition de ce qu'elle a dit
dans la 16ᵉ Séance, le 5 du courant. Elle a reçu
la communion dans un état *semi-magnatique*. De
suite après, elle a été endormie par son ange,
qui ne l'a reveillée qu'après la messe.

Fin de la Séance.

20ᵉ SÉANCE.

—

(Mercredi 12 mars , à 3 heures de l'après-midi.)

Mademoiselle Laure a été stygmatisée aujourd'hui sur l'avant-bras droit. Pendant son sommeil magnatique, son ange lui a appliqué les stygmates de la croix. Elle souffrait beaucoup, quoique endormie. C'était à l'heure de midi , son ange l'avait endormie.

Sur les trois heures, m'étant rendu chez elle , Laure m'a raconté ce fait. D'après cette relation, désireux de voir le même phénomène, j'ai endormi Laure , et j'ai sollicité pour elle la même faveur afin d'en être témoin. Laure a souffert comme à midi , et la croix a paru bien dessinée sur la partie médiane interne de son avant-bras droit.

On voit bien évidemment ici que le rôle du médecin magnétiseur s'est réduit à *zéro*, puisque c'est l'ange qui a fait tout.

21. SÉANCE.

(Mercredi 19 mars , après-midi.)

Sur les trois heures de l'après-midi , m'étant rendu chez la malade , je la trouve sombre et rêveuse ; elle est en proie à la mélancolie ; sa tête est brûlante. Elle a fait des rêves effrayans dans la nuit pendant son sommeil naturel. Elle pleure et ne me parle que par monosyllabes. Je soupçonne une influence ténébreuse. Mes soupçons ne sont que trop fondés. Je me retire , attendu que je vois que ma présence l'importune , et j'attends le lendemain avec impatience , parce que je ne sais à quoi attribuer un changement si subit, qui contraste si extraordinairement avec les antécédens.

La Séance suivante va mettre sous les yeux du lecteur les preuves terriblement positives des dangers d'une science , dont la pratique livrée entre les mains du premier venu , peut avoir les suites les plus funestes, et qui ne laisseraient que le désespoir après elles.

22ᵉ SÉANCE.

—

AVIS

A MESSIEURS LES MAGNÉTISEURS.

—

(Jeudi 20 mars , après-midi.)

Notre malade , après avoir pris une soupe dans l'après-midi , dit à sa mère qu'elle s'ennuie de garder la maison, et se dispose à sortir pour aller se promener malgré le vent froid qui souffle fortement. Sa mère lui fait observer qu'il serait dangereux pour sa santé de s'exposer à un vent aussi pénétrant. La pauvre fille n'écoute rien ; elle s'échappe ; rien ne l'arrête , et sa mère ne peut la suivre , tant elle précipite sa marche. Toutes les personnes qu'elle rencontre sur ses pas lui remontrent que le temps est trop mauvais

pour une personne qui sort d'une grave maladie
Rémontrances inutiles! Laure est entraînée malgré
elle ; elle sent doubler ses forces. Fort heureusement une de ses tantes se trouve sur son chemin ;
elle l'arrête , parvient à la calmer , et la ramène
de concert avec sa mère qui l'avait toujours
suivie.

Laure , arrivée à la maison , se couche sur son
lit et s'endort d'un sommeil très-agité. J'arrive.
La mère était près du feu , dans un sombre désespoir. Le père était absent. Après m'avoir
raconté ce qui venait de se passer , la mère ajoute
que sa fille jusqu'aujourd'hui , si inquiète lorsqu'elle ne me voyait pas , n'a pas voulu qu'on
fut m'appeler ; elle disait même ne vouloir plus
me voir.

Etonné de tout ce que j'apprenais , je me rends
auprès de Laure , accompagné de sa mère. La
pauvre fille est sur son lit, couchée tout de son
long. Elle dort ; son front est brûlant. Je lui
presse fortement les yeux , elle voit la lumière.
Soudain elle me parle et me dit n'être pas tranquille. Après plusieurs questions sur sa promenade , ou mieux , sur sa fuite de la maison , pour
se diriger vers une maison de campagne à quinze
minutes de distance du pays , elle m'avoue qu'elle

n'a pu résister à une impulsion subite qu'elle a éprouvée. Ses jambes qui, jusques alors, pouvaient à peine la soutenir, semblaient ne point toucher à terre. Une force inconnue la poussait et la dirigeait vers le grand réservoir de la maison de campagne. Dans sa course même, certaine voix lui disait : *Donne de la tête contre le mur de clôture du jardin ; fends-toi la tête.* Arrivée, en effet, près du jardin, cette force supérieure l'a renversée contre la muraille, elle a frappé violemment du dos contre la pierre, et si sa tante ne fut survenue, sourde à la voix de sa mère et entraînée par cette même puissance, elle allait se précipiter dans le fatal réservoir qui était entièrement plein. La pauvre fille raconte encore qu'elle était toute en sueur dans son chemin, quoique le vent de bise soufflât.

Cependant je la tranquillise, et je lui demande si elle n'entend plus la voix de son ange ? Elle répond qu'elle entend plusieurs voix à la fois, ce qui la trouble, et fait qu'elle ne sait plus à quoi s'en tenir.

Vous allez être délivrée, lui dis-je, de vos persécuteurs ; invoquez avec moi l'archange Michel, le grand ennemi des ennemis de Dieu qui vous obsèdent. (*Elle prie avec moi.*)

Un instant après, elle s'écrie : « Que vois-je !
» c'est un soldat ; il a une épée à la main droite,
» un casque d'or sur sa tête : il a comme une
» casaque qui couvre sa poitrine et descend jus-
» qu'aux genoux, elle est découpée en bande-
» lettes, et sa couleur est gris de fer ; il a des
» sandales aux pieds, qui sont nus ainsi que les
» jambes. Ces sandales sont attachées aux jambes
» avec des rubans de la couleur gris de fer. »

Cette casaque, lui dis-je, est ce qu'on nomme
une cuirasse : Que fait l'archange Michel ? R. Il
a mis en fuite toutes ces voix...... Me voilà
guérie. J'ai la tête entièrement libre...... mes
jambes ne sont plus engourdies, et mon estomac
n'est plus en souffrance.

D. L'ange Michaël est-il encore là ? R. Je ne
le vois plus, il est parti.

Remerciez Dieu de vous l'avoir envoyé pour
votre délivrance. Je l'éveille ; elle sourit ; tous
ses maux sont passés ; elle a tout oublié.

Quelques momens après, je lui donne encore
la lumière. Alors elle me dit que depuis quelques
jours elle entendait plusieurs voix qui l'induisaient
à erreur. Frappée de ces méprises, qui lui attiraient

quelques désagrémens de la part des personnes avec lesquelles elle s'entretenait, elle en avait perdu la tête. Elle reconnaît maintenant l'influence nuisible de plusieurs anges de ténèbres qu'elle ne voyait point, parce qu'ils n'osaient se montrer ; et comme son *ange* lui paraissait toujours présent, elle croyait que c'était lui qui parlait ; mais lorsque l'archange a paru, elle dit avoir entendu un grand bruit comme des gens qui s'échappent en courant. Une odeur de soufre étouffante s'est aussi faite sentir au même instant.

La pauvre demoiselle, délivrée enfin de cette *obsession*, a recouvré sa tranquillité. Sa santé s'est rétablie peu-à-peu, et quoique guérie aujourd'hui, elle jouit encore de ses facultés magnatiques.

La vierge dont il est fait mention dans la Séance du 25 février, *Joséphine*, de concert avec l'ange attaché à elle-même, l'éclaire et la guide pendant son sommeil magnétique. Je passe sous silence un grand nombre de Séances qu'elle a données, tant pour elle, que pour différens malades. Mais ce que je ne saurais taire, ce sont quelques Observations et expériences qui viennent à l'appui de la doctrine que j'expose, et qui sont le complément des preuves de l'influence des esprits dans les phénomènes magnatiques, et notamment dans ceux du somnambulisme ou de l'extase magnatique. Elles en sont pour ainsi dire le *criterium*, puisqu'elles démontrent jusques à l'évidence, que la puissance que je paraissais exercer sur Mademoiselle Laure M**** ne venait pas de moi, mais bien de ses guides, que Dieu a préposés à sa garde et conservation. Parmi les nombreuses Observations que je pourrais citer, j'en choisirai seulement quelques-unes des plus remarquables.

OBSERVATION 1re.

———

Dans le courant du mois d'avril 1828, la jeune Laure M**** s'indiqua une saignée du bras, dans la vue de débarrasser sa tête du sang qui s'y portait. Le chirurgien est appelé. Il arrive; et après avoir tout disposé, il pique la veine qui donne du sang à plein jet.

A mesure que le sang coule, le chirurgien demande la quantité qu'il en faut tirer. A ces mots, Mademoiselle Laure répond incontinent,: » Ne vous mettez point en peine de cela, Monsieur,

» laissez, laissez couler, lorsqu'il y en aura suf-
» fisamment, le sang s'arrêtera de lui-même. »

En effet, après l'écoulement d'une palette d'environ six onces, le sang s'arrêta de lui-même
subitement, et sans qu'il en restât aucune trace à
la piqûre. Ce qui étonna tellement notre *saigneur*,
que celui-ci crut que c'était l'effet de la syncope
et que la demoiselle se trouvait mal. Mais celle-ci
rit de son étonnement et lui dit qu'il pouvait se
dispenser de mettre la compresse et la bande.
Néanmoins, pour ne donner rien à comprendre
au chirurgien, je dis qu'il fallait laisser faire les
choses à l'ordinaire.

OBSERVATION 2me.

—

Un jour que la jeune Laure devait dormir,
pour donner son avis sur la maladie d'une personne qui voulait venir me consulter, je me
rendis chez elle à l'heure qu'elle avait indiquée
comme étant celle de son sommeil lucide. Mais
Laure est sortie. Sa mère croit qu'elle est dans

le voisinage, et sort pour la faire venir. Vaines recherches, on ne la trouve pas. Très-fâchée de ce manque de parole de la part de sa fille, la mère voulait aller plus au loin pour s'enquérir où elle pourrait être. *Soyez tranquille*, lui dis-je, *elle va venir de suite, si elle est dans le pays.* Je m'assieds donc tranquillement, et je prie mentalement mon ange de demander à Dieu de l'éclairer et de lui faire connaître le lieu où Laure a porté ses pas, pour la forcer de revenir chez elle. Sept à huit minutes après ma prière, nous voyons entrer Laure, qui me fait ses excuses d'avoir oublié qu'elle devait dormir pour un malade. Elle avait été rendre visite à une amie qui habitait dans un des faubourgs du pays. Alors je lui dis :

D. Qu'est-ce qui vous a fait rappeler que vous deviez être ici et non chez votre amie ? R. Force m'a bien été de venir, a-t-elle répondu ; car j'ai été secouée de la belle manière, pour me faire partir, tellement qu'on ma demandé si je me trouvais mal.

Endormie un moment après, Laure a dit que c'était son ange qui l'avait secouée. Elle s'est rappelée alors qu'elle n'aurait pas dû sortir.

OBSERVATION 3ᵐᵉ.

—

Une autre fois Mademoiselle Laure voulant profiter d'un beau jour du mois de mai pour aller se promener, demanda à sa mère la permission d'accompagner une de ses amies, qui allait à sa campagne, éloignée d'un gros quart-d'heure du pays. Sa mère le lui ayant permis, Laure part avec son amie. A peine a-t-elle fait la moitié du chemin, que je me rends chez elle pour la consulter sur la maladie d'une jeune personne étrangère, qui ne me paraissait pas bien sincère dans ses réponses à mes questions. La mère me dit que sa fille était partie pour la campagne depuis à-peu-près demi-quart d'heure. Le cas était pressant ; il fallait donner un traitement à la jeune étrangère qui voulait retourner chez elle , dès qu'elle aurait fait quelques emplettes dans le pays.

Cependant, il me peinait beaucoup de priver l'intéressante demoiselle Laure du plaisir qu'elle s'était promise de cette promenade dans les champs;

néanmoins, soit égoïsme de ma part, soit pour tenter une nouvelle expérience, je prends le parti de faire retourner la pauvre fille, en employant le même procédé. Laure, arrêtée dans sa marche, se vit obligée à rétrograder, et dans quinze à dix-huit minutes, elle arriva dans sa maison. Voici ce qu'elle me raconta de suite :

» Nous étions, me dit-elle, à mi-chemin de
» la campagne de mon amie, lorsque je me suis
» sentie secouer à plusieurs reprises ; mais je ne
» voulais pas retourner de sitôt; j'ai donc senti
» mes pieds se gonfler au point que j'ai été obligée
» de mettre mes souliers en pantoufles pour conti-
» nuer ma route. Mais inutiles ressources ! mes
» jambes s'engourdissent, j'y sens des crampes,
» je ne peux plus marcher, et je m'assieds par
» terre. Comprenant alors que je ne pouvais, et
» je ne devais pas aller plus loin, je cherche une
» excuse pour retourner de suite, et je plante là
» ma compagne. A mesure que je me remets
» en marche, je sens mes jambes se dégourdir,
» prendre de nouvelles forces ; et me voici
» rendue. »

Endormie de suite, Laure avoue que son ange et le mien ont arrêté ses pas, et l'ont forcée de retourner.

Les Observations qui suivent, présentent des anomalies singulières de l'état magnatique. La scène va changer.

NOUVELLES OBSERVATIONS,

Faisant suite à la Notice sur Mademoiselle
•   *Laure M****.*

—

Nous avons dit que Mademoiselle Laure, jouissant de la plus belle santé, n'avait point perdu la lucidité, ni les autres facultés magnatiques, quoique guérie de ses infirmités ; mais, elle a perdu son nom de famille, ou pour mieux dire, elle en a ajouté un autre au sien ; bref, elle est mariée depuis quatre ans, et c'est aujourd'hui Madame Laure P** qui va fournir le complément des preuves de notre théorie.

Je dois avertir d'avance que son mari est parfaitement au courant de tout ce qui précède, et qu'il ne m'a pas fait un mystère de certaines particularités dont il a pu seul être témoin dans ses intimités avec sa femme : particularités que je tiens pour vraies, autant que celles qui se sont passées sous mes yeux, et dont j'ai fait mention dans mes différens Mémoires (*).

Tant que Madame n'a pas été enceinte, elle a pu être influencée, dormir et supporter la lumière magnatique aussi long-temps et aussi fréquemment que lorsqu'elle était demoiselle, sans que sa santé en ait souffert le moins du monde. Mais dès les premières incommodités de la grossesse, sa tête se ressentit de l'influence magnatique. D'abord, son sommeil lucide ne pouvait se prolonger long-temps, et même la lucidité n'était pas nette. Madame accusait un certain trouble du cerveau, occasionné par la congestion sanguine. A mesure que la grossesse avançait, la congestion devenant plus forte, le cerveau souffrait davantage.

Il aurait donc fallu renoncer à cet auxiliaire de la médecine hyppocratique, (car, le mari de Madame me permettait de la consulter toutes les fois que l'état de mes malades m'en fesait un

(*) Je garantis l'authenticité des Observations faites sur Madame L**, par son mari, attendu que par son mariage elle est devenue ma très-proche parente.

devoir) : si la Providence , qui avait ses vues sur Madame n'était venue la gratifier d'une faculté qui remplaçait le sommeil magnatique. Cette faculté est la même que celle de la fille *Mathieu* , qui fait le sujet de mon premier Mémoire ; c'est encore la petite voix. Ainsi, à cette époque de la grossesse , avais-je besoin de consulter Madame pour quelque malade; ou bien , s'agissait-il de quelque intérêt majeur pour sa santé , ou pour celle de quelqu'un des siens ; elle disait : *Je m'en occuperai dans la journée.* Quelquefois elle ajoutait : *Attendez un moment , je vais vous répondre là-dessus.* On voyait alors ses regards se fixer sur quelque objet ; si vous lui parliez en ce moment, elle gardait le silence , parce qu'elle n'entendait plus. Elle avait perdu l'usage du sens de l'ouïe, pour les sons qui venaient du dehors; mais elle écoutait et entendait parfaitement la petite voix de la jeune vierge (Joséphine), ou celle de son ange, lorsque la vierge n'était pas présente. Quelques minutes après , ses regards cessant d'être fixes, elle était rendue à l'état normal, et vous donnait la réponse que vous sollicitiez. Si l'esprit directeur ne la quittait pas de suite , vous pouviez alors discuter la question, tout comme si Madame avait été en somnambulisme.

Interrogée pourquoi elle ne répondait pas quand elle avait le regard fixe? C'est, disait-elle, parce que dans ce moment je suis tout comme si je dormais...... je n'entends plus rien de ce qui est hors de moi, et c'est à quoi je reconnais la présence de mes guides, et l'influence de l'un des deux.

D. Comment a lieu cette influence, ajoutai-je? R. « Je sens d'abord, dit-elle, un petit souffle » comme celui du plus léger zéphyr qui raffraîchit » et glace bientôt mon oreille. Dès ce moment, » je perds l'ouïe, et je commence à entendre un » petit bourdonnement dans l'oreille, comme » celui d'un cousin. Prêtant alors l'attention la » plus sévère, j'entends une petite voix qui me » dit ce que je répète ensuite. »

Si je lui faisais alors la question suivante : Voyez-vous l'esprit qui vous parle? tout aussitôt fermant les yeux, elle répondait : Oui ; et décrivait son costume ; mais elle ne pouvait soutenir long-temps cette épreuve, parce que son cerveau en aurait souffert.

Telle fut l'anomalie que présenta l'état magnatique de Madame P**, depuis le premier mois de grossesse jusqu'à la fin.

Cet état se soutint encore pendant tout le temps de l'allaitement. A 26 mois, l'enfant fut sevré.

Ici je dois faire mention d'un événement singulier qui, sous l'apparence d'un effet naturel, n'en est pas moins magnatique, c'est-à-dire, produit par l'influence d'un de ses guides.

Nous étions dans les jours brûlans de juillet 1832; Madame souffrait de l'influence de la saison et de l'allaitement trop prolongé. Je conseillai de sevrer l'enfant, qui mangeait bien, et pouvait facilement se passer du lait de la mère.

Mais, la crainte d'une maladie occasionnée par la dentition, si toutefois une nouvelle pousse avait lieu dans cette saison brûlante, était, selon la mère, une raison suffisante pour différer le sevrage jusqu'à la fin de septembre.

Tel n'était point cependant l'avis de ses guides spirituels; mais comme ils n'étaient point de son sentiment, elle disait qu'ils gardaient le silence là-dessus. Je combattais donc chaque jour cette prétendue raison suffisante, par un raisonnement bien simple et sans réplique que voici :

» Supposons, ce qu'à Dieu ne plaise, que

» vos craintes se réalisent, lui disais-je, et que
» votre enfant, d'après l'expérience que vous en
» avez faite déjà dans ses maladies, se refuse à
» tout aliment, à toute boisson, vous aurez en-
» core, me dites-vous, la ressource de l'allai-
» tement. Fort bien; mais ce lait, qui le lui
» fournira? sera-ce une autre nourrice que vous?
» vous savez que votre enfant n'a jamais voulu
» prendre le sein d'aucune autre. Vous voilà
» donc forcée de donner votre lait. Mais quel lait
» que celui qu'il va sucer, et qui doit lui servir
» d'aliment et de médicament? Ce lait ne sera-t-il
» pas altéré, non-seulement par les chaleurs de
» la saison, mais encore par le chagrin, les
» veilles soutenues, et par des pleurs qui ne tariront
» ni nuit ni jour? or, un lait qui ne sera point
» raffraîchi par une nourriture suffisante et bien
» dirigée, ni par aucune boisson salutaire, parce
» que, dans cet état, une mère n'entend plus
» raison, et se refuse à tout, pourra-t-il être
» salutaire à votre enfant? »

Eh bien, le croira-t-on? malgré toutes ces remontrances, appuyées par celles de son mari,
Madame persista dans son entêtement. Mais, la
Providence qui voulait la conservation de la mère
et de l'enfant, se servit d'un moyen singulier

pour sevrer le nourrisson, au grand contentement
de la nourrice.

Il advint donc qu'un matin à son réveil, et peu
de jours après mes remontrances et les instances
de son mari, Madame eut la fantaisie d'aller faire
un petit voyage à une ville voisine, située à quatre
ou cinq lieues de distance du pays. Mais comme
elle voulait retourner le même jour, il fallait
choisir la route la plus courte par laquelle on
gagnait une heure et plus de chemin ; c'était aussi
la plus pénible, car il fallait gravir une montagne
assez escarpée.

Madame prit donc avec elle une seule domestique pour l'accompagner sur une petite monture.
Elle dit à son mari qu'elle allait faire quelques
emplettes dont toute autre qu'elle ne pouvait faire
choix. Le mari, voyant dans ce voyage un commencement de sevrage, puisqu'il fallait laisser
l'enfant et le priver du lait de sa mère tout un
jour, non-seulement consentit à ce voyage, mais
il engagea sa femme à profiter de cette journée
qui paraissait ne devoir pas être brûlante comme
les précédentes.

Voilà donc Madame partie. Montée sur une
petite bourrique, elle s'achemine avec sa domes-

tique, et après deux à trois heures de marche, elles arrivent au sommet de la montagne.

Un petit vent de bise qui soufflait à cette hauteur, pénétra Madame, qui, quoique ne suant pas, était cependant en moiteur.

Mais il fallut descendre à pied la montagne, à cause des mauvais chemins. Et à peine notre voyageuse a-t-elle marché quelques minutes, que des fortes coliques se font sentir, et qu'un dérangement terrible se déclare. Il fallut donc s'arrêter. Les épreintes cessent pour sept à huit minutes ; mais les voilà revenues, il faut s'arrêter encore. Enfin, il n'y eut de relâche qu'aux approches d'un village situé au bas de la montagne. Madame est un peu rassurée ; il en était temps, car, les inquiétudes de Madame duraient depuis près de demi-heure, et elles étaient d'autant plus vives, qu'il fallait nécessairement passer au centre du village. Mais il n'arriva rien de fâcheux. On a dépassé le pays bien tranquillement, et voilà Madame remontée sur sa bourrique, espérant arriver sans mésaventure à la ville éloignée encore de bien près d'une heure de chemin.

Cette sécurité ne fut pas de longue durée ; car à peine eut-t-on fait un quart de lieue, que le mal recommence. Il cesse, puis il reprend ; il cesse encore, pour revenir plus de vingt fois, avant d'arriver à la ville. Vingt fois il fallut donc descendre et remonter. Mais on est prêt d'arriver, nouvelles transes comme aux approches du village. Peut-être Madame sera-t-elle obligée de se confiner dans une auberge toute la journée sans pouvoir en sortir ; et ce serait encore bien plus désespérant, si le mal reprenait quand Madame se trouverait dans quelqu'un des magasins où elle doit entrer pour faire des emplettes. Tels étaient les tristes pensers de notre voyageuse.

Cependant, on a mis pied à terre ; Madame se trouve bien, elle a dîné. Toute rassurée, elle court la ville avec sa domestique, et termine ses achats le plus agréablement possible. On se dispose à retourner. La petite monture, chargée de son petit bagage et de Madame, est sortie de la ville, et s'achemine vers la montagne. Mais, ô fatalité désespérante ! ne semblerait-il pas qu'un sort est jeté sur notre pauvre nourrice, et que le mal l'attendait en tapinois précisément là où il l'avait quittée en abordant la ville. En effet, à peine y est-elle arrivée, qu'il l'assaillit encore et la désespère.

Ce fut à n'en plus finir encore, jusqu'aux approches du village. Ici nouvelle déférence de la part du mal. Madame franchit la barrière sans payer le tribut. Mais il avait pris sans doute le devant pour aller se nicher quelque part et reparaître lorsque les convenances le lui permettraient. Il n'y manqua pas ; et comme il serait fastidieux de suivre pas à pas notre pauvre patiente , nous nous bornerons à dire que cet ennuyeux compagnon , ne l'abandonna tout-à-fait que précisément à l'endroit où il l'avait abordée , c'est-à-dire , au sommet de la montagne qu'elle descendit gaîment; la voilà rendue , enfin , à la maison , où elle apprend que l'enfant n'a pas été soucieux le moins du monde de l'absence de sa mère. Il en voit même dès ce moment le sein avec indifférence ; Madame , exténuée de fatigue, de sueur et d'autre chose , reconnaît alors qu'elle n'a plus une seule goutte de lait à donner. Ainsi s'opéra dans un jour ce sevrage qui avait donné tant de soucis.

Madame se remit bientôt de la faiblesse extrême où cette maladie accidentelle l'avait réduite, et n'eut besoin ni de se droguer , ni de se gorger de tisane , ce qui n'était pas un des moindres soucis.

REMARQUE ESSENTIELLE.

—

J'ai dit que cet événement singulier présentait un caractère tout *Magnatique*, c'est-à-dire, qu'il a été provoqué par une puissance supérieure qui prenait intérêt à la mère comme à l'enfant. En effet, Madame avoua, peu de temps après, que son ange et la jeune vierge en avaient été les agens, en lui inspirant fortement le désir de faire ce voyage, dont ils prévoyaient l'issue telle qu'elle a eu lieu tout naturellement. Car la bise soufflant sur le haut de la montagne, quoique légèrement, ne pénétrait pas moins le corps de Madame toute en moiteur, et ne pouvait manquer d'amener le dérangement dont nous avons parlé. Celui-ci obligeait la voyageuse à une marche forcée qu'elle ne pouvait faire à pied, dans cette saison chaude, sans être trempée de sueurs. Et toutes ces causes débilitantes, jointes à l'excessive fatigue devaient exercer sur notre nourrice une influence trop énergique pour ne pas opérer la révolution laiteuse qui s'ensuivit.

Ce n'est point là, toutefois, que nous trouvons un caractère *magnatique* bien prononcé, mais bien dans la cause impulsive et déterminante qui porta Madame à faire ce voyage, auquel elle ne songeait aucunement, soit à cause de la saison dont elle craint extrêmement l'influence, soit pour ne pas laisser son enfant toute une journée, et sans lui donner son sein.

Mais, ce type que nous disons *Magnatique*, ne se montre-t-il pas bien évidemment dans cette suspension subite qui a lieu chaque fois que la voyageuse est obligée de se trouver dans le monde ? suspension qui cesse dès que cette communication n'a plus lieu. Dira-t-on que c'est à la peur qu'éprouve Madame en approchant des habitations, qu'il faut l'attribuer ? mais alors, la peur l'amenerait également dans le village comme dans la ville, puisque dans la ville et dans le village elle craint que le mal ne revienne ; et certes, il n'y manque pas, pour ne disparaître définitivement que là où il avait commencé.

Comment se fait-il donc que les mêmes causes physiques qui ont déterminé le mal l'arrêtent entièrement ? Madame à son retour sur la montagne, n'est-elle pas, non-seulement en moiteur comme la première fois en y arrivant, mais toute

trempée de sueur, parce qu'elle a été obligée
de gravir la montagne à pied à cause du dérangement? la bise ne soufflait-elle pas également?
et cependant le mal s'arrête pour ne plus revenir.
Mais, la révolution du lait s'est opérée, et tout
est terminé, parce que tel a été le vrai but de ce
voyage qui se trouve parfaitement rempli à la
satisfaction du monde visible et invisible.

Nous allons terminer cette Notice par un aperçu
de l'état de Madame, depuis le sevrage jusqu'à
l'époque d'une nouvelle grossesse, qui a eu lieu
un an après.

Quoique libre après le sevrage, et pour ainsi
dire rendue à elle-même comme avant son mariage,
Madame n'a pu souffrir, ou du moins n'a pas
permis qu'on l'influençât pour l'endormir; mais
elle a continué de l'être par ses guides spirituels.
Et ce qu'il y a eu de particulier à remarquer dans
cette influence, c'est ce que le plus souvent,
c'était la nuit que l'esprit directeur paraissait, et
que Madame passait sans s'en douter du sommeil
ordinaire au sommeil *magnatique*. Elle voyait son
guide, et conversait avec lui aussi long-temps
que celui-ci le jugeait nécessaire pour l'instruire.
A son réveil, Madame conservait toujours le souvenir de ce qu'elle avait vu et entendu. Si dans

la journée, le mari avait demandé à sa femme de l'éveiller dans la prochaine nuit lorsque l'esprit lui apparaîtrait, elle n'y manquait point. L'esprit lui-même secondait Madame dans cette opération, en faisant pincer le mari au bras ou à la cuisse. Celui-ci étant éveillé, voulant s'assurer de la présence de l'esprit, le priait mentalement de la lui prouver par un signe sensible, tel qu'il était donné chez la fille Mathieu, en soulevant ou en agitant la partie désignée du corps de Madame, sur laquelle il appuyait la main, ou bien par un simple mouvement ondulatoire des muscles de ces parties. Et l'esprit faisait ce qui lui était indiqué ; ainsi souvent, et sans rien dire à sa femme, plongée dans le sommeil magnatique, le mari conversait avec l'esprit ; lui fesait des questions auxquelles celui-ci répondait par un mouvement affirmatif ou négatif convenu. Mais, le signe auquel le mari se complaisait le plus, était celui du gonflement du sein. La poitrine alors se dilatait, se bombait, le sein se durcissait, et c'était par les secousses que le mari faisait, ainsi qu'il nous l'a dit, répéter, selon son bon plaisir, qu'il connaissait les réponses, soit affirmatives, soit négatives, que l'esprit faisait à ses demandes. Madame, alors dans l'état *magnatique* paraissait passive ; elle ne disait mot, à moins que son mari ne l'interrogeât, pour être plus sûr de l'interprétation des signes donnés en réponse à ses questions.

Telle est la manière dont Madame a été influencée par ses guides spirituels, depuis le sevrage jusqu'à sa deuxième grossesse. Ce nouvel état, qui a été fort orageux, a rendu moins fréquente l'influence magnatique, apparemment dans la crainte de favoriser les congestions sanguines au cerveau. Ainsi, les apparitions de l'*esprit* ont été d'autant plus rares que les indispositions ont augmenté de gravité. Il semblerait cependant, que dans l'intérêt de la santé de Madame, et parce qu'elle avait plus besoin de secours, que les apparitions auraient dû être plus fréquentes. Néanmoins, il n'en fut point ainsi. On en trouve peut-être la raison, en ce que Madame assez souvent ne fesait pas trop de cas des avis de l'*esprit*. Ce qui mécontentait celui-ci, d'après l'aveu que Madame en aurait fait elle-même à différentes époques. Peut-être encore, plus les incommodités sont graves, plus il y a difficulté d'entendre la petite voix, et par là, Madame ne peut comprendre si elle est ou non influencée.

Quoiqu'il en soit de ces différentes raisons, il n'en est pas moins vrai que depuis un mois environ, Madame n'a point ressenti l'influence *magnatique*.

Ce qui donnerait à penser que ce sont les grandes incommodités de la grossesse qui ne permettent point à Madame de profiter des avis de l'esprit. C'est une observation qu'elle a eu occasion de faire, à son grand étonnement et à celui de son mari, au sujet d'une indisposition de leur enfant dont voici l'exposé :

Depuis quelques jours l'enfant se plaignait d'ardeur d'urine ; il y avait rougeur aux plis des cuisses, et en même-temps difficulté de venir à la selle. Les raffraîchissans étaient indiqués, mais l'enfant ne voulait d'aucune boisson ; de lavemens, il ne faut pas en parler, car la vue de l'instrument lui fait pousser les hauts cris, et lui inspire une telle terreur que cette médication lui ferait plus de mal que de bien. La mère, consultée sur les moyens que l'on pourrait employer, répond qu'*on ne lui dit rien*. Quand tout-à-coup, sur le soir, au moment où l'on parlait d'aller coucher l'enfant, celui-ci s'écrie : *Maman, donne-moi un lavement.* A ces mots, tout le monde est ébahi. On a sans doute mal entendu, et la maman dit à l'enfant : que dis-tu, mon enfant ? que demandes-tu ? — Un lavement, maman ? il me fera du bien. — Qui te l'a dit, cela, reprit vivement le papa ? — C'est moi, papa ! et le voilà en posture, en inclinant sa tête sur les genoux de sa mère. — Attends

donc, dit le papa, on va le préparer, on va mettre
de l'eau au feu ; mais le prendras-tu bien sûr ?
— Oui, bien sûr, papa !

Le lavement est prêt en peu d'instans ; l'enfant
se place lui-même comme il faut sur la mère et
ne perd pas une goutte du liquide, tant il est
tranquille. Un moment après, il demande à
dormir. On le couche, il s'endort, et ne s'éveille
que le lendemain au matin assez tard pour rendre
son remède. Plus de rougeur, plus de cuisson,
il est guéri. On lui demande s'il veut encore un
petit lavement, il s'y refuse ; sa répugnance
revient ; il pleure, on le rassure, il se console ;
tout est fini.

Que penser de cette observation ? ne vient-elle
pas à l'appui de ce que nous avons présumé,
c'est-à-dire, que ce sont les indispositions de
Madame qui sont la cause qu'elle ne peut entendre
la petite voix qui, dans le cas où se trouvait
l'enfant, aurait indiqué à la mère ce qu'il fallait
faire ? Mais n'ayant pu se faire entendre par la
médiation de celle-ci, il faut croire que l'esprit
a influencé l'enfant, l'a rendu docile à prendre le
remède et le lui a fait désirer et demander.

Voilà, Monsieur et cher ami, des faits de la

plus haute importance, que je livre à vos profondes et judicieuses méditations. Toutes les particularités que le mari a observées dans ses intimités avec sa femme, doivent, ai-je dit, être tenues pour vraies, autant que ceux que j'ai mis sous vos yeux dans mes précédens Mémoires, et que j'ai vus moi-même.

Veuillez bien, dans votre réponse, me démontrer comment tous ces phénomènes et les diverses anomalies de l'état magnatique peuvent se rattacher à votre théorie, en les expliquant par elle.

———

RÉFLEXIONS

SUR CETTE OBSERVATION.

———

Il me reste encore, mon bien respectable ami, à vous faire part des tristes et terribles réflexions que m'a suggérées cette dernière et bien précieuse

Observation. Je la dis *précieuse* ; et elle l'est réellement, qu'on la considère soit sous le rapport de l'avancement de la science, soit dans l'intérêt du magnétiseur et du magnétisé.

Je dis : 1° que cette Observation est précieuse dans l'intérêt et pour l'avancement de la science. En effet, peut-on se méprendre sur la cause de tous les phénomènes dont il est fait mention dans cette Notice ? Non ; en vain l'école française voudrait-elle ne reconnaître ici l'action d'un fluide *sui generis*, que l'on désignera sous tel nom que l'on voudra ; à l'aide de ce fluide, on ne parviendra jamais à expliquer tous les faits observés chez Mademoiselle Laure M**** soit avant, soit après son mariage.

Quand à votre émanation mixte, Monsieur et bon ami, elle ne les expliquera pas mieux que le fluide nerveux de l'école, à moins que vous ne conveniez que c'est la partie spirituelle de votre émanation qui opère tous ces phénomènes. Dans cette supposition, il faut que vous accordiez alors à cette partie spirituelle, l'intelligence, le discernement, toutes les facultés, enfin, que possède une intelligence pure et sans mixtion de matière. Et vous tombez alors dans le mysticisme, que vous avez combattu jusqu'ici.

J'ai dit que cette Observation était le complément des preuves de l'intervention des esprits dans
les opérations *dites* Magnétiques ; que c'était le
criterium de notre théorie ; nous allons le démontrer par l'examen successif de tous les faits
mentionnés dans cette Notice , et relatifs à Mademoiselle ou Madame Laure P**.

1° Dès le début de mes opérations magnétiques
sur notre malade percluse de ses extrémités inférieures , que voyons-nous ? à peine ai-je effleuré ,
pour ainsi dire , avec les mains ce pauvre corps
tout souffrant , c'est-à-dire , fait quelques passes
légères sur ses vêtemens pendant huit à dix minutes , que notre influencée s'écrie : *Ne voilà-t-il
pas que j'ai envie de dormir ?* et de suite inclinant
la tête sur sa poitrine , la voilà endormie. Que
voyons-nous bientôt après ? cinq minutes se
passent , notre dormeuse a gardé le silence , mais
une lumière lui apparaît , elle vient l'éclairer , et
dans un saisissement qui l'effraie , elle croit que
la nuit arrive , et que le jour a passé bien rapidement , puisqu'elle voit une chandelle allumée.

Arrêtons-nous un moment ici, et voyons à quo
nous pouvons attribuer cette première modifi
cation, ce premier changement dans l'état de l
malade.

» Le Magnétisme, direz-vous, est la cause de
» tout ceci ; et le Magnétisme est l'action d'une
» émanation mi-matérielle et mi-spirituelle venant
» du magnétiseur sur le magnétisé, et consé-
» quemment venant de moi, magnétiseur de Ma-
» demoiselle Laure. » Soit. Mais, comment se
fait-il qu'à mon âge, à l'âge de 56 ans, je
possède encore une puissance si grande, et que
mon émanation ait autant d'énergie que j'en
vois ici ?

En effet, huit à dix minutes suffisent pour
opérer chez la malade un changement bien prononcé. Apparemment qu'elle se trouvait dans les
dispositions les plus favorables pour que mon émanation, produisit chez elle un effet si prompt, si
remarquable ; et pour le dire en peu de mots,
Mademoiselle Laure était mûre pour le magnétique sommeil.

Mais cette lumière qu'elle voit, n'est pas assurement celle qu'on appelle *Magnétique*, parce que
ce n'est que la simple lumière d'une chandelle,
ou d'un cierge allumé, tandis que la lumière
magnétique est plus éclatante que celle du soleil,
à ce que disent tous les voyans. En outre la lumière magnétique éclaire tout ce qui est autour
de la voyante, et son éclat s'étend même quelque-

fois fort au loin , tandis qu'ici la dormeuse ne
voit qu'une chandelle allumée au milieu des ténèbres ; et cette chandelle, sur quoi repose-t-elle?
C'est une main qui la tient , la main de quelqu'un
qu'elle ne peut apercevoir.

» Illusion que tout cela , répliquez-vous de
» nouveau. La lumière magnétique n'est point
» encore bien prononcée , elle commence seu-
» lement à poindre , et c'est précisément ce point
» lumineux ressemblant à celui d'une chandelle
» qui lui fait présumer que ce n'est qu'un corps
» de cette nature et peut-être même la chandelle
» de la maison qu'on a allumée parce que la nuit
» est venue. »

Eh bien ! Monsieur et cher ami , nous voilà
d'accord sur ce point. Oui , sans doute , il y a ici
illusion pour la voyante ; et cette illusion est
celle de croire qu'on a allumé la chandelle parce
que la nuit est venue. Mais, ce qui n'est pas une
illusion , c'est qu'elle voit une lumière , un point
lumineux , comme vous le dites, lequel selon les
connaissances usuelles de la dormeuse, devait
être rapporté tout naturellement par elle à la
lampe ou chandelle de la maison. Mais cette
main qui tenait la chandelle qu'en faisons-nous?
» Il est tout simple , me répondrez-vous , qu'une

» chandelle tient à quelque chose, et l'imagi-
» nation de la somnambule lui a créé une main
» pour la soutenir. » Fort bien, mon cher ami ;
mais n'est-il pas plus simple que ce soit un chan-
delier qui porte la chandelle? car si la somnambule a pu croire, qu'on avait allumé la chandelle,
elle devait naturellement penser qu'elle était
placée dans son support ordinaire. Point du tout,
c'est une main qui la tient.

Poursuivons et voyons si cette main est une
pure création de l'imagination, ou bien, si elle
ne fait point partie d'autres objets qui se présentent à la somnambule comme dans un tableau
fantasmagorique. La deuxième Séance va nous
éclairer là-dessus. Que lisons-nous dans cette
Séance? Le voici :

Mademoiselle Laure est dans son lit bien tranquille. Cinq minutes de passes magnétiques suffisent pour la faire jouir et du sommeil et de la
lucidité. Ma puissance va donc toujours croissant,
puisque dans cinq minutes, j'ai opéré ce que je
n'avais fait la première fois, que dans huit à dix.
Mademoiselle Laure dort, et dit voir une lumière ; mais cette fois-ci, elle distingue fort bien
que c'est un cierge tenu toujours par une main.

Nous verrons plus bas à qui est cette main. Ecoutons-la parler :

» Deux personnes, dit-elle, sont tout près de
» ce cierge allumé, son chirurgien, qu'elle re-
» connaît, est là pour la saigner ; il faut qu'il lui
» tire beaucoup de sang. Quand à l'autre per-
» sonnage qui tient la lumière, elle ne le nomme
» pas encore. » Le chirurgien néanmoins lui
paraît ici présent. Serait-ce une apparition de
vivant à vivant? D'autres pourraient le croire.
Pour moi, je dis que le chirurgien figure ici *allé-
goriquement*, quoiqu'il n'en soit pas ainsi des autres
objets du tableau qui vont se développer aux
yeux de la voyante ; et ces objets que sont-ils?

Que voit encore Mademoiselle Laure? — Je
vois mon ange, dit-elle. — Votre ange? repris-je
incontinent, vous plaisantez, Mademoiselle ; est-ce
qu'on peut voir les esprits? Cette réplique brusque
de ma part, n'est pas certainement bien propre
à influencer quelqu'un dans le même sens qu'il
s'explique ; néanmoins, la voyante persiste dans
son dire. Elle donne le signalement de ce même
esprit. Elle dépeint l'état de bonheur et de science
dont elle jouit, état qu'il lui donne la faculté de
voir et de savoir ce qu'il est difficile à un mortel
de concevoir, à moins qu'il ne soit, dit-elle,

dans le même état où elle se trouve en ce moment.
C'est à la lumière qui l'éclaire à présent et qui
grandit à ses yeux, qu'elle rapporte cette faculté
qu'elle a acquise, et qu'elle compare à celle dont
jouissaient Adam et Eve avant leur chute.

Mais cette lumière, ajoute-t-elle, ne vient pas
du soleil, elle descend de plus haut, et c'est la
lumière *vierge*, créée par l'Éternel, au commencement du monde (c'est-à-dire, à l'instant du *fiat
lux*), lumière qui lui donne également la faveur
de communiquer avec les *esprits*, et plus particulièrement avec celui qui a été commis à sa garde
depuis sa venue en ce monde, et celle de parcourir avec ses regards, l'intérieur du monde
spirituel.

Je dois vous rappeler ici, mon respectable
ami, ce que je vous ai dit dans une de mes Lettres,
en vous parlant du savoir de nos somnambules,
et notamment de celui d'une simple jardinière,
qui ne connaissait dans son état ordinaire que ses
choux et ses raves. Le magnétisme, me dit-elle
un jour, vient d'en-haut. Il émane de la divinité, il
vivifie, il échauffe, il éclaire ; c'est l'ame de l'univers. (Séance du 14 mars 1818). Elle ajouta :
Que le soleil était le principal ministre de Dieu sur
la terre. Ce théorème qui a été long-temps le sujet

de mes méditations , m'a fait connaître ce que notre jeune voyante nous révèle ici , en nous disant que la lumière qui l'éclaire vient de plus haut que le soleil , et que c'est la lumière vierge qui n'a point subi de modification.

D'après cette révélation , il est facile de conclure que le soleil ne possède point en lui-même cette lumière dont les rayons parviennent jusqu'à nous, car il serait Dieu lui-même ; mais tout ainsi que nous l'apprend le *livre*, c'est un luminaire , c'est-à-dire , un *reverbère* qui réfléchit et rend sensible à nos yeux cette même lumière créée de Dieu, et qui ne tarit jamais.

Voilà comment le soleil est le principal ministre de Dieu sur notre terre , parce qu'il porte sur tout ce qu'elle renferme , cette substance , dans laquelle se trouve le moyen d'assurer la durée de la vie des individus , ainsi que l'harmonie et la conservation de l'univers.

Vous voyez ici , mon cher et digne ami , que cette digression nous a amené la solution de ces grandes questions de haute physique , que vous avez dit être impossible , d'après les connaissances actuelles ; et que vous n'avez considéré comme telle , que parce que dans ce siècle de lumières ,

il n'est pas permis de porter nos connaissances
au-dessus du soleil.

Je vous ai prié de soumettre ces mêmes questions
à la grande lucidité des somnambules de la capitale , et notamment à celle des voyantes de M. le
docteur Chap** ; vous verrez si leurs réponses à
ces questions concorderont avec celles de nos
simples campagnardes. Mais, poursuivons notre
examen.

Mademoiselle Laure, dès la deuxième Séance,
annonce l'apparition de son *ange*, décrit son costume de pied en cap , sans oublier ce qui paraît
écrit sur la ceinture. Elle nous révèle encore ,
(et c'est très-important) que cet ange répand sur
elle une lumière, qui l'éblouit et l'éclaire comme
celle qui vient d'en-haut. Invisible comme la lumière vierge, ayant la même essence, elle vient
renforcer l'éclat de celle-ci ; voilà pourquoi les
voyans disent en être éblouis. Voilà aussi pourquoi
nous l'appelons *Magnatique* du latin *Magnates*.

Mademoiselle Laure , direz-vous peut-être ,
dit là des fort belles choses ; mais ce costume de
son ange , n'indique-t-il pas encore une extrava-
gance de sa part ? Eh, mais ! c'est tout simple,
répondra quelqu'un : « Mademoiselle Laure est

» sous l'influence du même magnétiseur, qui a fait
» jusqu'ici divaguer dans le même non-sens,
» toutes les somnambules qu'il a mis en scène
» dans sa polémique, depuis le commencement
» jusques à la fin. »

Mais, ce quelqu'un aurait-il bien réfléchi avant
que d'avancer une pareille accusation? croirait-il
aux évocations? Il le donnerait à penser, puisqu'il
m'attribue la puissance d'évoquer tous les *esprits*
de la cour céleste. Et si d'autre part, M. M*** de
la Marne et consors m'attribuent le pouvoir d'é-
voquer ceux de la cour infernale, tout le monde
invisible serait donc soumis à ma puissance? Il
ne me resterait plus que de pouvoir soumettre le
monde visible, et je serais alors le dominateur
de l'univers.

Hélas! si les somnambules peuvent s'égarer
quelquefois et tromper leur magnétiseur, ne
serait-on pas en droit de dire, que ces modernes
Circé devraient se trouver plutôt dans la capitale
que dans un obscur village?

Pardon, mon respectable ami. Oui, pardonnez
à mon esprit, ce moment d'égarement. Heureusement ce n'est ni voyant, ni voyante qui l'aura
déterminé par sa maligne influence. Reprenant

donc le fil de la discussion, et parcourant le contenu
de cette deuxième Séance, nous trouvons que notre
jeune dormeuse signale aussi la présence de l'ange
de son médecin. C'était dans l'ordre des choses,
parce que l'ange du médecin prenant intérêt à la
guérison de la malade, devait naturellement se
présenter, et lui apparaître remplissant le même
rôle que celui que je remplis ici, c'est-à-dire,
ayant une plume, de l'encre et du papier pour
écrire tout ce qu'elle va se prescrire.

Mais, ce cierge tenu par une main, qu'est-il
donc devenu? a-t-il disparu devant cette belle lumière qui éblouit la somnambule? Point du tout.
Mademoiselle Laure nous apprend que c'est son
ange à elle-même qui d'une main tient le cierge
allumé et de l'autre la bande de toile nécessaire
pour la saigner.

La lumière de ce cierge n'était donc point, dans
la première Séance, la lumière dite *Magnétique*
qui commençait à poindre, comme nous l'avons
supposé pour expliquer la première vision de
Mademoiselle Laure ; puisque le cierge reparaît
encore, dans cette deuxième Séance, toujours
allumé, malgré l'éclat d'une autre lumière que
notre voyante sait fort bien distinguer de celle-là.
Il faudra donc dire avec bien plus de fondement,

que cette chandelle ou cierge aperçu d'abord,
n'était qu'un des objets représentés fantasmago-
riquement sur le tableau allégorique qui s'est
mieux développé dans la deuxième Séance. On
doit en dire autant de la main que l'on sait à
présent appartenir à l'ange de la voyante.

J'appelle ce tableau *allégorique*, parce qu'il
fait illusion à l'opération de la saignée avec tous
ses accessoires, figurés en première ligne, par
le chirurgien, ensuite par le petit servant qui
tient la lumière et la bande, et enfin, par le re-
présentant du médecin qui tient des tablettes pour
écrire le traitement subséquent.

A présent, je demanderai à mon tour : A quoi
bon ce tableau pour faire connaître le besoin
d'une saignée ? n'était-il pas plus simple que la
somnambule dit : Il faut qu'on me saigne ?

Si ce tableau a été créé par l'imagination de la
somnambule, c'est un hors-d'œuvre ; s'il l'a été
par l'influence du magnétiseur, c'est une futilité,
une niaiserie. Cependant, il y en a de ces hors-
d'œuvres, de ces niaiseries, de ces superfluités qui
reviendront assez souvent dans le courant des Observations, et que certainement ni l'imagination
de la somnambule, ni l'influence du magnétiseur

n'ont pu créer, parce que ni l'un, ni l'autre ne
pouvaient d'avance s'en faire même une idée.

En poursuivant l'analyse de notre Séance, nous
remarquerons encore, cette bienveillante condes-
cendance de *l'ange* aux désirs de la voyante,
cette prompte obéissance à ses volontés. Ce qui
est une preuve manifeste des fonctions que ces
messagers du Très-Haut sont obligés de remplir,
auprès de ceux dont la garde leur a été confiée,
et auxquels ils doivent obéissance dans tout ce
qui tend au bien physique et moral de l'individu,
et qui n'est pas contraire à la loi de Dieu.

En effet, d'après mon invitation, la voyante
demande à l'ange de lui montrer un signe qui,
marquant sa céleste origine, le fasse distinguer
des réprouvés. Et de suite une couronne de lis,
éclatante de blancheur, remplace dans sa main
droite la bande de toile qu'il tenait. C'est le symbole de la pureté.

Mais, voici un troisième personnage qui vient
figurer dans le tableau. D'abord, Laure ne le
reconnaît point, parce que sa fraîcheur, son co-
loris, et surtout son embonpoint qui, dans ce
moment, contrastent singulièrement avec les traits
de la personne à laquelle cette nouvelle figure

fait allusion , en altèrent la ressemblance. Mais
après un examen plus attentif Laure se reconnaît
elle-même dans ce personnage également allégorique , parce qu'il figure ici *Laure* , telle qu'elle
sera dans peu , jouissant de cette fraîcheur et de
cet embonpoint qu'on remarque dans son image.
A quoi bon cependant ce singulier *panorama
fantastique* , pour dire à la malade qu'elle recou-
vrera bientôt la santé ? Si ce n'est là qu'illusion ,
qu'hallucination , vous conviendrez néanmoins ,
mon cher ami , que c'est un moyen d'instruction
bien agréable.

Nous allons terminer la discussion sur cette
deuxième Séance , par l'examen d'un point de
doctrine bien important pour la théorie , et conséquemment pour le progrès de la *grande science* ,
qui a été jusqu'ici le sujet de notre polémique.
Ce point de doctrine , mon bien respectable ami,
et celui qui nous divise encore , quoique déjà bien
rapprochés à une nuance près. Le voici contenu
dans la question suivante :

Demande. « L'ange de Mademoiselle Laure
» est-il ici l'agent primitif de son état *dit* Magné-
» tique ? ou bien, Mademoiselle Laure n'est-elle
» en rapport et communication avec son ange
» que parce qu'elle se trouve en somnambulisme,

» état, selon vous, naturel à l'homme et produit
» par l'action et la volonté du magnétiseur (*). »

Tel est à présent l'état de la question ; car vous
ne contestez plus l'intervention des esprits dans
les phénomènes du somnambulisme, mais vous
ne l'admettez qu'en deuxième ligne, c'est-à-dire,
que la communication avec ces êtres spirituels
n'est que la conséquence et non le principe du
somnambulisme. Ainsi donc, pour vous ramener
entièrement à ma théorie, il ne me reste plus
qu'à prouver que ce n'est vraiment qu'à l'influence, à l'action, à la volonté de l'ange tutélaire
de l'individu, conjointement quelquefois avec
tout autre *esprit* envoyé de Dieu, qu'est dû le
somnambulisme depuis la simple clairvoyance
jusqu'à l'extase, qui est le plus haut degré de
l'état que nous avons appelé *Magnatique*, quoique
l'état magnatique puisse avoir lieu sans signe
apparent de somnambulisme, encore moins d'extase ; mais seulement sous forme d'*anomalies magnatiques*, telles que celles qu'on observe dans ce
dernier Mémoire et dans celui relatif à Marie-
Thérèse *Mathieu.*

Réponse. A présent, Monsieur et bon ami, si

(*) Réponse de M. Deleuze, du 14 juin 1833, tome 2 ,
page 157.

vous ne me faites pas l'injure de croire que tout ce que renferme ce dernier Mémoire, n'est qu'un tissu d'impostures fabriquées selon mon bon plaisir pour confirmer notre théorie, armé du doute vraiment philosophique et l'esprit dépouillé de tout préjugé, lisez et méditez attentivement tous les faits que présente cette dernière Observation. Suivez-en la gradation, et vous reconnaîtrez en votre ame et conscience, que la puissance que le magnétiseur paraît avoir sur le magnétisé en somnambulisme, n'est qu'une faculté illusoire. J'ai été forcé de le reconnaître moi-même. La Séance treizième, du 26 février, nous en fournit la preuve la plus convaincante. Voyez en effet; sous combien de modifications j'ai paru exercer cette puissance sur Mademoiselle Laure; l'endormir, l'éveiller tour-à-tour, par tous les moyens bizarres de mon imagination ne fut qu'un jeu pour moi pendant toute la Séance, qui dura plus d'une heure. Voyez ensuite par gradation également jusqu'à la fin du Mémoire, à quoi s'est réduite cette puissance apparente? à *zéro* pour moi; car elle a été revendiquée, à bon droit, par mes auxiliaires invisibles à qui elle appartenait, parce qu'elle leur avait été donnée d'en-haut. C'est ce qu'ils m'ont prouvé plus évidemment dans mes rapports avec Mademoiselle Laure M****, soit avant, soit après son mariage.

Ainsi, mon respectable ami, si vous reconnaissez que cette faculté n'était vraiment qu'illusoire chez moi, par induction, vous devez conclure qu'elle n'est pas autre chose chez tous les magnétiseurs, et que sans auxiliaires, ils ne feraient rien.

2° Nous avons vu que cette observation était précieuse pour l'avancement de la science ; nous allons démontrer à présent qu'elle l'est encore davantage dans l'intérêt du magnétiseur et du magnétisé.

Pour trouver la preuve de ce que j'avance ici, il nous suffira de jeter un coup-d'œil sur le contenu de la vingt-deuxième Séance, qui eût lieu le 20 mars, journée terrible qui devrait être constamment présente à l'esprit de celui qui oserait entrer dans la carrière, sans guide expérimenté. Profond sujet de méditation pour celui qui s'est déjà lancé sur cet océan semé d'écueils, et dont celui-ci est d'autant plus terrible qu'il est nonseulement méconnu par les magnétiseurs français, mais encore qu'ils ne s'en doutent nullement.

En effet, comment par des simples moyens mécaniques ou même médicinaux, pouvoir lutter contre une puissance qui a juré la perte d'une personne que vous n'avez voulu influencer que pour sa guérison? Quelle responsabilité le magnétiseur n'assume-t-il pas sur sa tête? Qu'allais-je devenir moi-même aux yeux du public, si la jeune Laure se fut brisée la tête contre le mur, ou bien, si elle s'était précipitée dans l'eau? Et de quel œil m'aurait regardé sa famille, qui n'aurait vu dans cette catastrophe terrible, que l'effet d'un sortilège, jeté sur leur fille unique? La pensée seule de cet événement affreux me fait encore frémir.

Quel beau champ de bataille pour nos *anti* de toutes les couleurs? Pour cette fois-ci, n'auraient-ils pas eu gain de cause? Quelle joie, quel triomphe pour certains confrères, indignes de ce nom, qui, par une basse et sordide jalousie, déclament sans cesse contre la pratique de cette médecine, si simple et si salutaire de la bonne nature, lorsqu'elle est bien dirigée?

Ah! mon respectable ami, quelle terrible leçon, le répéterai-je, pour celui qui, sans guide et sans boussole, va s'élancer sur cette mer tant orageuse!!! Vous avez signalé les dangers du Magnétisme, mais vous n'avez pas fait mention de celui qui est la source de tous les autres, parce que vous ne pouviez croire à son existence.

Les mêmes épreuves se sont montrées chez la fille *Mathieu*, dans le courant du premier mois qu'elle fut influencée. Elle entendait, comme la demoiselle Laure, plusieurs voix qui parlaient à la fois et qui mettaient ainsi son esprit en déroute. La prière et *Michaël* lui rendirent la raison et la santé. Depuis lors l'adversaire vaincu, n'a plus rien tenté sur elle. Si j'ai gardé le silence là dessus dans mon Mémoire, c'est qu'il n'était pas temps encore d'en faire mention.

Un autre fait non moins remarquable, c'est la facilité avec laquelle la jeune Laure fut endormie le premier jour que je la touchai pour rendre la liberté à ses membres abdominaux preclus.

J'en ai déjà fait la remarque au commencement de l'exposé de mes Réflexions. Je ne saurais trop la répéter, car depuis ce moment, on aperçoit une action, une puissance toujours croissante de ma part sur la malade. J'ai également porté l'attention du lecteur, sur la Séance treizième, en date du 26 février. On y a vu toutes les modifications du pouvoir magnétique que je parais exercer sur Mademoiselle Laure. Cependant cette même Séance me fait déjà reconnaître que cette puissance ne vient pas de moi, mais de mon *ange*, conjointement avec la *vierge* qu'elle a signalée dans la Séance précédente , et dont elle a donné le nom.

Plus bas , on voit que c'est son *ange* qui l'a éveillée; et dans la Séance du 2 mars , cette action d'une puissance invisible , n'est-elle pas bien marquée par les mouvemens et secousses que *Laure* éprouve en ma présence , même quand elle est éveillée , et au sujet desquels je ne puis cacher ma surprise ? puisqu'elle me dit : « Ces mou-
» vemens , que vous voyez , sont suscités par mon
» *ange*, pour m'avertir du besoin que j'ai de prendre
» de la nourriture. Il m'avertit également par
» le même signe de cesser de manger lorsque j'ai
» suffisamment pris des alimens , ou bien, lorsqu'il
» faut me priver de telle ou telle substance qui
» me serait nuisible. Bien plus , il me l'enlève
» des mains , lorsque je parais faire peu de cas
» de son avertissement. »

Voilà donc bien évidemment l'action d'une puissance qui règle jusqu'aux repas de la malade , et ne lui permet de manger que ce qui n'est pas nuisible à sa santé. Tels furent les avis salutaires du moniteur de Marie-Thérèse Mathieu. Rappelez-vous de l'histoire de la gousse-d'ail enlevée.

Plus nous avancerons , plus nous verrons que

c'est à cette puissance invisible qu'il faut attribuer les phénomènes qui se sont manifestés. En effet, dans la Séance du mardi 4 mars, nous voyons une évacuation sanguine, provoquée par ce même guide spirituel de *Laure*. Cette hémorragie nazale se renouvelle plusieurs fois dans la journée. La malade en donne avis d'avance, afin qu'on ne s'en effraie point. Elle prévient encore que ce même guide qui la provoque pour le soulagement de sa tête, l'arrêtera fort à propos ; ce qui arrive comme elle l'a annoncé.

Dans la Séance suivante, la scène va changer. En effet, dès le 5 mars, nous voyons que l'*ange de ténèbres* fait déjà des tentatives pour s'opposer à la guérison de la jeune fille. Elle ne le reconnaît pas d'abord ; mais ensuite, elle donne son signalement, et fait connaître les moyens de le distinguer des anges de *lumière*.

Dans la Séance du 12 mars, Laure est stigmatisée sur l'avant-bras droit (*). On ne dira pas certainement que ce phénomène soit l'effet de mon action sur *Laure*, parce que je n'étais pas auprès

_____

(*) L'imagination du magnétiseur, ou celle du magnétisé, peut-elle enfanter pareil phénomène, et le rendre patent aux yeux de tout le monde ?

d'elle la première fois qu'elle reçut les stigmates ; et quand ils ont reparu en ma présence , c'est parce que j'ai demandé à son ange de me rendre témoin de cette faveur du ciel , à laquelle bien certainement je ne m'attendais pas. Mais le 19 mars , six jours après cette faveur , Laure devient sombre et reveuse , la fièvre s'empare d'elle ; elle pleure , elle est tourmentée la nuit par des rêves effrayans. Elle ne veut plus du sommeil magnétique. D'où peut venir un changement si brusque ? Le lendemain 20 mars , tout va s'éclaircir. L'ennemi est revenu à la charge ; plusieurs voix se font entendre à la fois , et c'est ce qui a troublé la malade ; elle ne sait plus à quoi s'en tenir, sa tête travaille, elle devient brûlante ; sa raison se perd et l'adversaire triomphe, Il entraîne la malheureuse fille hors de la maison. Il a juré sa perte. Pourquoi ? Nous l'avons vu ; les stigmates de la Rédemption , que la jeune voyante a reçu sur l'avant-bras , l'ont fait rugir de colère , et dans sa rage satanique , il a juré la perte de l'infortunée.

Mais Laure n'est point abandonnée d'en-haut. La rage du monstre sera impuissante ; une autre voix soutient l'espoir de l'*obsédée*. Elle revient dans la maison , et *Michaël* fait dans un moment justice de l'audace de cette légion ténébreuse qui

disparaît pour ne plus revenir , laissant après elle
une odeur de soufre étouffante.

Soyez donc les bien avisés, vous tous, MM. les
magnétiseurs , qui traitez d'illusions , d'halluci-
nations les visions de nos voyans modernes , les
apparitions des esprits que maints autres somnambules avaient signalées avant eux. Malheur
à ceux qui se trouveront dans le même cas que
Laure, dans le même danger que moi ! Malheur
aux somnambules qui ne seraient point aidés
d'en-haut, s'ils étaient le jouet de l'adversaire !!!
Malheur au magnétiseur , s'il ignore les moyens
de lutter contre lui !!! Profond sujet de méditation que cette journée du 20 mars ! Je ne peux
trop le répéter pour l'instruction de tous ceux qui
s'occupent de la *grande science.*

Mais poursuivons encore les réflexions et remarques principales que fournit cette précieuse
Observation. Dira-t-on, répétera-t-on à satiété que
ce ne sont encore ici que des illusions ? Mais, si
la jeune personne eût péri victime de cette illusion,
quoique bien éveillée , et ne voulant même plus
du sommeil magnétique , dirait-on aussi que cette
mort n'eût été qu'une illusion ?

Heureusement la pauvre fille a triomphé de

l'ennemi. Elle a été parfaitement guérie, et n'a pas moins conservé sa lucidité.

Nous allons la suivre dans sa carrière *magnatique*, et l'on se convaincra que ma prétendue puissance sur elle faiblit chaque jour de plus en plus, et que, si elle paraît encore marquée et très-énergique aux yeux des personnes pour lesquelles la véritable cause de ce pouvoir est cachée, la suite leur fera connaître leur erreur.

En effet, Laure, indisposée dans le courant du mois d'avril 1828, s'indique une saignée du bras. Le chirurgien est appelé. Il ouvre la veine, et lorsqu'il demande : quelle est la quantité de sang qu'il faut tirer ? « Laissez, laissez couler, » dit Laure incontinent, le sang s'arrêtera de lui-» même quand il y en aura assez ; inutilement » insisteriez-vous pour en faire couler une goutte » de plus, vous ne réussirez point. » C'est ce qui arriva, avons-nous dit, au grand étonnement du saigneur.

Qui est-ce qui a arrêté le sang si à propos, si ce n'est celui qui avait indiqué la saignée ? C'était donc à lui à régler la quantité de sang qui devait couler pour le soulagement de la malade, et celui-là, ce n'est pas moi.

Mais, en voici bien d'une autre. Laure doit dormir pour donner une consultation à un malade. L'heure est donnée par elle-même, en somnambulisme ; mais étant éveillée, elle oublie, ou peut-être veut-elle oublier l'heure du rendez-vous. Elle ne se trouve point chez elle. Sa mère ne sait pas même où elle a porté ses pas. Elle s'impatiente et veut aller la chercher. « Soyez » tranquille, lui dis-je, épargnez-vous cette » peine, votre fille ne tardera pas de venir. » Et quelques minutes suffisent pour la faire déguerpir de la maison où elle se trouve. La mère a cru que j'avais pouvoir d'agir sur sa fille à distance, elle était dans l'erreur, comme le sont tous ceux qui croient que la puissance d'endormir leur somnambule à distance, est une faculté qu'ils possèdent.

Laure, interrogée là-dessus dans l'état magnatique, répond que c'est son ange qui l'a secouée d'importance pour la faire partir. Dans l'Observation qui suit celle-ci, et qui est du même genre, on voit que j'emploie le même procédé ; mais on remarque aussi que ce n'est point immédiatement que j'agis sur Laure, mais bien par la médiation de mon guide, qui s'unit au sien, pour la forcer à quitter la campagne et à regagner sa maison.

Nous avons examiné jusqu'ici les phénomènes que l'état magnatique a opéré sur Mademoiselle Laure ; nous allons à présent examiner ceux qu'il a suscité chez elle après son mariage. Ce nouvel état opère aussi des changemens notables dans son physique. Devenue enceinte, une autre faculté magnétique remplace le sommeil lucide, que les indispositions de la grossesse ne lui permettent plus de soutenir long-temps.

Ici mon rôle est fini ; on ne peut s'y méprendre, et l'on voit par là bien évidemment d'un bout à l'autre de ces nouvelles Observations, que ma puissance sur Mademoiselle Laure était illusoire ; reconnaissez donc une véritable illusion, Messieurs les magnétiseurs, dans votre croyance, à une prétendue faculté dont vous croyez être dotés.

Mademoiselle est toujours influencée, mais d'après un mode nouveau, et ce sont toujours les mêmes esprits qui, jusques alors, avaient agi sur elle, qui l'influencent encore sans la participation d'aucun mortel. Cette influence est trop manifeste dans les actes de sa nouvelle vie, c'est-à-dire, aux époques de la gestation, de l'allaitement et du sevrage, pour qu'on puisse s'y tromper, et qu'on puisse la nier. Quand au nouveau mode d'action de la part de l'esprit directeur sur Madame, pour lui manifester sa présence, et la rendre même sensible à l'époux, lorsqu'il plaît à l'esprit de parler à Madame pendant la nuit, ce nouveau mode sera peut-être taxé d'hystéricisme, de névrose de l'uterus. Mais comme il n'y a ici aucun symptôme d'affections nerveuses de cet organe, et seulement un simple mouvement qui soulève le thorax et gonfle les seins, sans lésion quelconque des sens, ni d'aucune autre fonction de l'organisme, on ne peut qualifier ceci de symptôme d'hystérie. D'ailleurs, si c'était une névrose, comme on pourrait le supposer, elle ne se répéterait point à la demande du mari, qui trouve ce mode d'entretien avec les esprits fort agréable et très-commode.

Je pourrais terminer ici mes Réflexions, mon respectable ami ; car je pense que si vous ne rejettez pas les faits, et ne traitez pas d'illusions l'athanatophanie (*), vous conviendrez sans peine que cette observation faite sur Mademoiselle Laure, ou Madame P**, nous fournit les preuves les plus incontestables, que les esprits jouent le

_____

(*) Mot grec, composé d'*Athanatos*, immortel, et de *Phania*. Rac. *Phaino*, apparition, c'est-à-dire, apparition des immortels.

principal rôle dans les opérations *dites* Magnétiques, et spécialement dans les phénomènes du
somnambulisme.

Néanmoins, je ne saurais résiter au désir de
dire encore quelques mots sur les deux points
principaux de notre controverse, qui ne forment
plus qu'une simple nuance dans nos opinions ré-
ciproques, sur la cause primitive de l'influx magnétique, et sur le costume des êtres spirituels
qui apparaissent aux voyans. Car, ce sont là les
deux points auxquels se réduit notre polémique.
Reprenant donc la discussion sur le premier point,
ce serait, selon vous, «le somnambulisme, produit
» par le magnétiseur qui donnerait au magnétisé
» la faculté de communiquer avec les esprits. »

Comment se fait-il donc que moi, magnétiseur
de Mademoiselle Laure, moi qui paraissais avoir
une puissance si prononcée dans la séance du 26
février, je voie tout d'un coup cette puissance
réduite à *zéro* sur Madame P**, malgré toute la
volonté que j'aurais de l'influencer? comment
se fait-il aussi, que lorsqu'il y a danger ou besoin
pressant pour son enfant, ou pour quelqu'un
qui l'intéresse, Madame se sente influencée
d'une manière toute particulière, au moment
où personne n'y pense, et même à l'instant où elle

s'y attend le moins elle-même ? Si c'est pendant
le jour, au milieu de ses occupations domes-
tiques, le sens de l'ouïe est seul frappé de
nullité par le froid quelle y ressent, et de suite,
la petite voix se fait entendre à elle, et lui dit
ce qu'il faut faire. Si c'est la nuit, sans que son
mari n'en connaisse rien, elle reçoit de nouveau
la lucidité, voit la jeune vierge qui l'a magnétisée, et converse avec elle tout comme lorsqu'elle était demoiselle. Si Madame n'avait jamais
la lucidité, ni le sommeil magnatique, on pourrait
dire qu'ayant cessé d'avoir ces facultés, il n'était
pas bien étonnant que la volonté de son magnétiseur fut impuissante et qu'il n'eût plus d'action
sur elle ; mais Madame n'est point privée de ces
facultés, bien loin de là, elle en a acquis une
autre qu'elle n'avait pas avant son mariage, et qui
toutefois n'est point à sa disposition, puisqu'elle
dépend du bon plaisir de celle qui la lui donne.
En effet, ce n'est point de son mari, ni de moi
qu'elle reçoit cette influence. Interrogez-la sur
ce point, elle vous répondra que c'est la jeune
vierge dont nous avons fait mention sous le nom
de *Joséphine*. Madame conserve toujours à son
réveil le souvenir de ces apparitions. Elle raconte
ce qu'elle a vu, ce que la vierge lui a dit, et
décrit le costume sous lequel elle lui a apparu
dans son court sommeil magnatique. Je dit *court*,

parce que, s'il était plus prolongé, Madame en
serait incommodée. *Joséphine* est donc ici ostensiblement l'agent *magnatique* comme elle l'a
toujours été, de concert avec mon *ange*, ou avec
celui de Madame, depuis qu'elle a vu la lumière, c'est-à-dire, dès les premières séances avant
son mariage. Ainsi, la puissance que je paraissais avoir sur elle, je le redirai cent fois, mille
fois, n'était qu'illusoire, et par induction, je redirai également qu'il n'en est pas autrement de
celle de tous les magnétiseurs.

J'ai déjà dit que Madame à son réveil décrit
le costume sous lequel ses guides se montrent
à elle. C'est ici le deuxième point de controverse, et vous dites que ce costume n'est qu'une
illusion créée par l'imagination des somnambules dans un état d'exaltation. Mais qui est
la cause de cette exaltation ? serait-ce le magnétiseur ? serait-ce le fluide magnétique ? Eh bien !
mon très-honorable ami, ce n'est ni l'un, ni
l'autre. Car, si vous admettez que ce soit le fluide
magnétique en excès qui opère cette exaltation,
j'ai déjà dit et prouvé ce que l'on doit entendre
par ce fluide. Or, le fluide magnétique, ou bien,
si vous aimez mieux, le principe vital n'amène
le somnambulisme que par la médiation de l'auxiliaire qui a mission d'en-haut, pour remplir les

desseins de la Providence sur l'individu qui reçoit cette faveur; et si, dans l'état de somnambulisme, cet individu donne des signes d'exaltation erronnée de son imagination, c'est parce que l'adversaire est là pour neutraliser cette faveur du ciel.

Parmi ces signes d'exaltation, l'on ne doit pas cependant comprendre les illusions d'optique, ou de vue magnatique, ni les fausses prédictions, ni les descriptions mensongères des lieux. Toutes ces erreurs, je l'ai déjà dit, ne sont telles que parce que le somnambule ne voit devant lui que des tableaux menteurs, des perspectives bizarres, ou bien, parce qu'il n'entend que la voix d'un esprit de mensonge, qui ne peut lui souffler ou inspirer que des prédictions avantureuses, ou des prescriptions et avis dignes d'un pareil oracle.

La présence de l'audacieux est toujours marquée par le trouble et la terreur, qu'il porte dans l'ame du somnambule. (*)

Telle a été l'impression qu'il fit sur la demoiselle Laure, lorsqu'elle perdit la paix et le bonheur dont elle jouissait. Elle entendait plu-

(*) Voir la Note XVIII.

sieurs voix à la fois, ce qui la déroutait et exaltait son imagination ; ce fut là conséquemment le moyen dont le rusé se servit pour tacher de la perdre, et elle aurait succombé, si elle n'avait été secourue d'en-haut.

Cette exaltation avait amené chez la demoiselle Laure un état que les théologiens ont désigné sous le nom d'*Obsession* ; vous en avez vu les suites dans ce Mémoire.

Mais, parmi les signes d'obsession ou d'exaltation intellectuelle, nous classerons les convulsions, et cette espèce d'aliénation mentale, dont vous avez fait mention dans plusieurs de vos écrits, et que vous attribuez à l'impression fâcheuse d'un mauvais fluide magnétique refractaire du magnétiseur, c'est-à-dire, qui n'était point en harmonie, ou sympathisant avec celui du magnétisé, et que nous attribuons avec plus de raison à la maligne influence de l'ange de ténèbres. Voilà la véritable cause du désordre, et des mouvemens désordonnés que l'on attribue quelquefois à l'action du fluide du magnétiseur sur le magnétisé.

Ce désordre aura toujours lieu lorsque dans la pratique du Magnétisme, l'on n'aura qu'un motif d'intérêt humain, ou de pure curiosité, ou bien

lorsqu'on se proposera de pénétrer dans les secrets
de Dieu, et même dans ceux du prochain. Car,
dans l'un et l'autre cas, c'est toujours tenter Dieu.
Il en sera de même lorsque le but sera immoral.
Le résultat ne pourra être que fâcheux, tant au
physique qu'au moral (*), parce que le Magnétisme appliqué à l'homme, est le résultat de l'influence actuelle physico-morale d'un individu sur
un autre, influence renforcée par celle d'un auxiliaire spirituel, et si l'auxiliaire n'est pas légitime, le Magnétisme ne pourra pas l'être. J'ai
dit l'influence *actuelle* parce que l'homme qui agit
sur son semblable dans le but louable de lui donner
la santé, ou de soulager ses maux, fut-il d'une
moralité suspecte dans un autre moment (**),
n'exerce pas moins *actu* la plus belle des vertus
chrétiennes, la charité. Il pourra réussir, si la
guérison ou le soulagement de l'homme souffrant
entre dans les desseins de la Providence.

Voilà donc, mon bien respectable ami, les
seuls signes auxquels on doit reconnaître l'exaltation de l'imagination, parce qu'ils en sont les
suites fâcheuses. Mais, ce n'est pas dans un état

(*) Voir la Note XIX.
(**) Voir dans saint Luc, chap. x, v. 30-37, la Parabole du
Samaritain.

semblable que la somnambule décrit le costume des anges qui viennent lui apparaître. Son état alors est calme, et la paix est dans son ame. Elle voit dans le *théorama* ou *panorama magnatique*, avec le même sang-froid que je voyais moi-même dans celui qui me montrait la colonne de la place Vendôme, et Napoléon sur son lit de mort, etc. J'y distinguais tous les personnages et autres objets représentés dans les divers tableaux. J'y remarquais leurs costumes que j'aurais pu décrire, et tout cela je le voyais sans effort, sans exaltation d'imagination. C'étaient des images que je voyais; mais, mon imagination ne les avait pas créées. Il en est ainsi pour les somnambules. Car, si vous admettez que les voyans puissent entrer en communication avec les esprits, faut-il bien aussi admettre un moyen de manifestation de leur présence, et ce moyen, comment l'imaginer? Il doit nécessairement rendre sensible cette présence. Or, je vous le demande, si les esprits, pour se montrer, prennent une forme sensible, que cette forme ne soit que fantastique ou fantasmagorique, peu importe aux somnambules, pourvu que sous cette forme ils puissent se rendre raison des sensations que la présence de cette image leur fait éprouver. Mais ces sensations ne seraient-elles également qu'imaginaires? Cependant, vous ne pouvez le dire, si toutefois

vous voulez bien croire que tous les divers phénomènes qui se sont passés sous mes yeux et dont
j'ai fait le sujet de mes divers Mémoires et Observations, ne sont pas un tissu d'impostures que
j'aurais fabriquées à plaisir, et que les personnages que je mets en scène ne sont que des
êtres fantastiques imaginés pour prouver notre
théorie.

Au reste, mon cher et bon ami, je le répète,
si vous croyez à l'existence des esprits et à la possibilité qu'ils apparaissent aux mortels, comment
peuvent-ils se rendre visibles, s'ils ne prennent
une forme sensible? Or, pour que la substance
spirituelle puisse tomber sous les sens des êtres
vivans dans ce monde sensible, il faut nécessairement qu'elle revête une forme réelle, ou seulement apparente de la substance sensible à laquelle on a donné le nom de *matière* ; et comme
celle-ci se montre sous diverses modifications que
l'on désigne sous les noms de solides, liquides,
aériennes ou gazeuses et lumineuses, la substance
spirituelle prendra donc pour se rendre sensible
une de ces manières d'être, réelle ou fantastique.
Eh! n'est-ce pas toujours ainsi que l'histoire
présente les envoyés de Dieu, qui se sont montrés
aux hommes à différentes époques? Voyez dans
l'ancienne loi, ce qui est dit de ces apparitions.

Les anges qui se montrent à Abraham, n'ont-ils
pas revêtu un corps sensible? l'ange de Tobie ne
demeure-t-il pas long-temps sous la forme d'une
personne qui mange, qui boit, et qui paraît
remplir, comme il remplit en effet, les fonctions
d'un compagnon de voyage qui loue ses œuvres?
et lorsqu'il est prêt de retourner vers celui qui
l'a envoyé, ne dit-il pas à Tobie, après s'être
nommé : « Je paraissais manger et boire avec
» vous ; mais la nourriture que je prends et ce
» que je bois, est un aliment et une boisson in-
» visibles aux hommes? » et de suite, ce corps
fantastique disparaît. Mais, de nos jours encore,
si la relation du laboureur *Martin* de *Gallardon*
n'est pas une fable inventée à plaisir (dans quel
but l'aurait-elle été?) l'envoyé de Dieu n'a-t-il pas
pris également une forme sensible, et paru avec
le costume ordinaire du temps où nous vivons?
et par la manière dont le corps de cet ange disparaît, d'après le dire de *Martin*, dont le nom,
de l'aveu consciencieux de M. le docteur *Pinel*,
n'aurait jamais dû figurer à Charenton sur le
tableau des individus détenus dans cette maison,
n'est-il pas évident que ce corps n'était qu'un
corps d'emprunt?

Concluons donc, mon respectable ami, que si
le costume sous lequel apparaissent les esprits

aux voyans, n'est qu'un costume créé par l'imagination exaltée de ceux-ci, et non un moyen à
la convenance de ceux-là pour se rendre sensibles,
il faut regarder les apparitions comme illusoires
et enfantées également par la bizarrerie de l'ima_
gination. En un mot, il faut reculer devant la
vérité et nier ce qu'on aurait déjà avoué.

Nous venons de parler du moyen employé par
les *esprits* pour rendre leur présence sensible aux
vivans sur cette terre que nous habitons. Mais
ce moyen est-il le même que celui représenté
dans les tableaux du théorama? Non, il ne l'est
pas, il ne doit pas l'être. Pourquoi? parce que
la vue du voyant ne se porte plus sur des objets
qui frappent les sens de son enveloppe matérielle;
mais elle va parcourir tout l'intérieur du monde
spirituel. Le somnambule est transporté dans un
monde nouveau. Il ne voit plus des mêmes yeux
qu'il voyait le monde matériel; mais il voit des
yeux de l'ame, des yeux de son intelligence,
des yeux de sa vie spirituelle. Les habitans de ce
monde n'ont pas d'autres yeux eux-mêmes, et
s'ils empruntent les traits et costumes des habitans
de ce monde matériel, c'est afin que le signalement qu'en donnent les voyans soit compris de
ceux qu'ils veulent instruire. Mais, ce n'est pas
toujours sous des traits humains que les êtres

spirituels apparaissent aux voyans ; c'est souvent
sous la forme symbolique, emblématique, qu'ils
se présentent ; ils parlent aussi quelquefois par
des tableaux allégoriques. Par exemple, une
colombe paraît, c'est le symbole de la candeur;
un lis est celui de la pureté ; le triangle lumineux, celui de la Trinité ; un lion, celui de la
force, etc. ; un ange paraît, portant une ceinture
violette ; c'est le signe, l'emblême de deuil, du
chagrin, de l'inquiétude ; plus la couleur se rem-
brunit aux nouvelles apparitions, plus les chagrins
se multiplient, plus le malade est en danger s'il
s'agit d'une consultation. Car, si c'est à cause de
l'état maladif d'une personne qui vous est chère,
que la couleur violette paraît plus foncée sur la
ceinture ou sur l'habillement de l'ange, c'est
pour vous instruire que cet état empire de plus
en plus, et si la couleur tend au noir, c'est signe
de mort.

L'allégorie étant donc un moyen d'instruction
qu'emploient les habitans du royaume spirituel,
il faut savoir le comprendre. Ainsi vous voyez
que ce n'est pas sans raison, mon honorable
ami, que les esprits empruntent tel costume aujourd'hui, et que demain ce costume est changé.
Ils parlent ainsi aux yeux des voyans le langage

de l'intelligence. C'est celui de la *grande science*, de la *science de l'esprit de Dieu*.

J'ai dit plus haut que le moyen employé par les esprits pour marquer leur présence sur la terre, n'est pas le même que celui représenté dans les tableaux du *théorama* ou panorama *magnatique*. J'appelle *théorama* le spectacle nouveau qui se présente aux yeux du voyant, quand il commence à jouir de la lumière magnétique. Ce mot grec pris à la lettre, signifie, comme vous savez, *spectacle divin*, vue des choses divines ; mais si, avec l'aide de Dieu, je pose un jour les bases de la théorie de la vie universelle, théorie qui amène naturellement celle du Magnatisme, ou si vous le voulez, du Magnétisme vital, nous verrons alors que nous trouverons dans le même mot, la cause, la raison suffisante de ce spectacle divin, de cette vision ou vue des choses divines, ainsi que l'exprime le mot composé de θεῖος (divin), et ὁραμα (spectacle, vision.)

Pour nous, en conservant toujours la racine du premier mot Θεός Dieu, nous disons: Θεῖον Theïon, et pour adoucir la prononciation, par Euphanie, nous dirons : *Théon*, de *Theïon*, émanation, souffle de la divinité, providence, etc. Nous

traduirons en conséquence le mot *Théorama* par
ceux-ci : spectacle ou vue du *Thêon*, c'est-
à-dire, de la lumière vierge, de la substance
première, créée par la divinité. De là, nous
aurons les dérivés *Théurgie* ou action, opération
du Thêon ; *Théoscopie* ou la vue, la contem-
plation du Thêon, etc. Serai-je plus heureux
dans ces autres néologismes que dans celui de
magnatisme? c'est ce que vous me direz lorsque
j'en aurai fait l'application dans l'exposé de la
théorie de la vie.

Je laisse à vos réflexions, mon très-estimable
ami, ainsi qu'à celles de M. le professeur de sténographie, M. M*** votre ami, cette dernière
Observation que je vous prie de bien méditer
sans préjugés. Je réitère ma prière à M. M***
de vouloir bien vous suppléer dans le travail que
vos infirmités ne vous permettent plus de faire,
je veux dire, dans la réponse à ce dernier
Mémoire.

Le séjour du frère de Madame Reym* dans
la capitale, sera assez long pour donner le temps
à vous et à M. M*** de préparer cette réponse.

Je termine, enfin, mon verbiage, et je vous
demande grâce pour toutes les négligences et

redites dont fourmille ce Mémoire, redites souvent obligées pour la discussion.

J'attends votre réponse avec impatience, et je vous prie de me croire toujours avec les sentimens de l'amitié la plus inaltérable.

Votre dévoué pour la vie,

Le Solitaire du Mont-Luberon.

De ma Solitude, le 19 novembre 1833.

CONCLUSION.

—

Ici se termine ma Correspondance avec M. Deleuze, attendu que depuis sa dernière Lettre, en date du 18 septembre 1833, mon honorable ami n'a plus donné signe de vie, et M. le professeur de sténographie M***, son ami, ne fait nulle mention de ce dernier Mémoire dans les Lettres qu'il m'a fait l'honneur de m'écrire pour m'accuser la réception des papiers que M. Deleuze lui avait remis de ma part. Ces Lettres donnent seulement quelques détails sur l'état de nullité intellectuelle dans lequel était tombé cet homme vertueux, ce respectable Nestor du Magnétisme dans les dernières années de sa vie. La nouvelle de sa mort ne nous est parvenue que par les papiers publics.

En conséquence, il n'y a pas eu de réponse au dernier Mémoire, pas même aux questions de haute physique, soumises à la haute clairvoyance des somnambules de la capitale, ou aux lumières de leurs magnétiseurs.

Ici finit également ma tache, que je m'estime heureux d'avoir remplie selon les vœux, et en observant l'ordre indiqué par mon illustre correspondant, en ce qu'avec les faits, suit la gradation des preuves sur lesquelles j'établis la nouvelle doctrine de la science théopsycologique, c'est-à-dire, de la science de l'homme, considéré dans ses rapports avec la divinité et le monde invisible des intelligences non unies à la matière.

Ma satisfaction, néanmoins, serait bien plus grande, si mon travail avait l'approbation de tous ceux qui ont à cœur les progrès de la science de l'homme et la propagation de la saine doctrine que je professe dans cet ouvrage, que je n'ai mis au jour que pour lutter contre l'incrédulité, cette maladie de l'esprit humain de notre siècle ; et pour combattre également l'ignorance ou la mauvaise foi des personnes qui ne voient ou ne veulent voir que des ministres obligés de Satan dans tous ceux qui, pour le soulagement des maux de leurs semblables, emploient cette médication si simple et si salutaire, lorsqu'elle est bien dirigée, et entreprise avec la connaissance des causes qui la produisent ; c'est cette même connaissance que je me suis efforcé de propager , de peur que cette médication bien loin d'être salutaire ne devienne funeste à celui qui la reçoit comme à celui qui la pratique.

Puissent, mes efforts, être couronnés du succès que j'en attends avec l'aide de Dieu. Je dis avec l'*aide de Dieu* ; car , en terminant ici mon travail , je ferai l'application de ce que saint Paul disait aux Corinthiens (*) : « J'ai confié la semence à
» la terre ; mais, c'est à Dieu à la faire germer ;
» lui seul peut la faire croître, prospérer et porter
» son fruit pour sa grande gloire et pour le salut de
» plusieurs , dans notre belle France qui , malgré
» les tentatives et les efforts de l'antique serpent ,
» veut toujours rester fidèle à Dieu et à son
» Évangile. »

B. *médecin.*

(*) *Ego plantavi , apollo rigavit , sed Deus incrementum dedit.*
(Paul ad Corinth. , cap. ɪɪɪ , ɣ. 6.)

———

POST-SCRIPTUM.

—

Les matériaux de ces Mémoires étaient depuis long-temps dans mon portefeuille , et probablement ils n'en seraient point encore sortis , si l'Académie royale de Médecine de Paris (*) , en nommant dans son sein , une commission spéciale pour examiner les phénomènes du Magnétisme vital , et pour en rechercher l'agent particulier , n'eût par cela même , fait un appel à toutes les personnes qui s'en occupent , à l'effet de concourir avec elle à la solution de ce grand problème , et surtout si le rapport favorable qu'a fait cette commission , ne m'avait enhardi à reprendre la plume dans l'intérêt de la science de l'homme.

Je dis *probablement* , parce que le moment de déchirer le voile qui cache cet agent mystérieux , ne paraissait point encore être désigné pour moi. La semence était prête, mais le jour des semailles n'était point indiqué.

(*) Voir l'Introduction , pag. 1re du tome 1 , ainsi que la fin de la Lettre de M. Deleuze , en réponse à la XIVe du Solitaire , tome 2.

Cependant la terre est-elle préparée aujourd'hui pour la recevoir? le grain levera-t-il? ne produira-t-il pas, comme il l'a fait jusqu'ici, des ronces et des épines? Pour fruit de mes labeurs, n'aurai-je pas à recueillir des sarcasmes amers, des plaisanteries poignantes? ou bien, ne deversera-t-on pas le ridicule à pleines mains sur ce qu'on appellera mes *rêveries*? Cela doit être ainsi de la part de ces hommes ennemis de tout ce qui est mystérieux, et plus profond que l'écorce de la science.

Néanmoins, les phénomènes qui se sont présentés à mes Observations, et que j'ai mis sous les yeux des lecteurs, sont de nature à faire la plus vive impression sur les hommes de bonne foi. Les anomalies du premier et du dernier Mémoire méritent bien d'occuper l'attention des savans, même celle des magnétiseurs qui recherchent sincèrement la vérité, avec une confiance droite et un véritable amour pour les progrès de la science de l'homme, afin de fixer, surtout en France, l'opinion générale sur le principe de tous les phénomènes extraordinaires observés chez les modernes voyans, improprement dits somnambules magnétiques.

Ces savans, dis-je, encourraient le blâme de

la postérité, s'ils s'obstinaient à fermer les yeux à la lumière qui leur est offerte. En vain voudraient-ils perpétuer des stériles débats sur des théories qui n'apprennent rien ; car, il est des questions dont la solution arrivera tôt ou tard, quelques efforts que l'on fasse pour reculer cette époque.

En effet, après 60 ans de disputes sur le prétendu Magnétisme animal, et sur les phénomènes qu'il provoque sur l'homme soumis à son influence, on n'est pas plus avancé de nos jours, qu'on l'était au commencement. « Ce n'est plus » le mesmérisme que l'on professe aujourd'hui, » disent les magnétiseurs modernes, la théorie » n'en est plus soutenable, tout a changé jusqu'au » mode de magnétisation. » Fort bien ; mais, est-on plus avancé en théorie ? y a-t-il quelque fixité dans les idées que chacun se forme sur cette science occulte ? Si l'on consulte tous les livres qui ont paru jusqu'à ce jour, sur cette matière, trouve-t-on deux auteurs parfaitement d'accord et sur les phénomènes et sur les explications qu'ils en donnent ? Cette diversité d'opinions n'est-elle pas la preuve la plus convaincante que la vraie théorie est encore inconnue ?

Il n'y a donc qu'un seul moyen pour terminer

une dispute à laquelle ne sauraient mettre fin,
les sophismes, les plates plaisanteries, les bons
ou mauvais mots, le ridicule enfin, cette arme
ridicule des faibles ou des sots. Car, dans la recherche de la cause des phénomènes reconnus
inexplicables par ceux même qui ont imaginé
des théories plus ou moins brillantes, plus ou
moins ingénieuses, pour les expliquer, on ne
doit employer que l'examen impartial et sévère
des faits.

Ce moyen, le voici : c'est pour les uns, d'avoir
le courage de dire la vérité, toute la vérité ;
et pour les autres, la patience de l'entendre et
la volonté de l'écouter avec un cœur droit et sincère ; car, les systèmes sont nombreux, ce qui,
comme je l'ai dit, marque leur faiblesse et prouve
leur fausseté. « Mais la vérité est une, elle seule
» est immuable et ne change jamais ; aussi, telle
» est sa puissance, que tôt ou tard il faut qu'elle
» recouvre ses droits qui ne prescrivent jamais,
» et quand elle ne se montre pas tout-à-coup,
» c'est qu'elle attend derrière les nuages l'instant
» où les générations peuvent la recevoir ; alors
» elle fend la nue, et paraît dans tout son éclat. »

FIN.

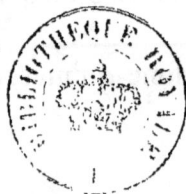

NOTES.

NOTE 1.

Découlent de la même source, *page* 53.

.... Mais ce qui sera toujours comme démontré pour tout esprit judicieux, c'est que le principe vital est inhérent à l'homme, qu'il est intimément lié à ses organes, et que pour le bien connaître, il faut en isoler les forces des affections de l'ame pensante. En effet, ce principe n'est point l'attribut exclusif de l'animal, le végétal en jouit également, et, à cet égard, il sera toujours difficile d'établir une limite bien précise entre ces deux classes d'êtres : elle ne serait point avouée par la nature, qui se joue de nos calculs et de nos combinaisons....... On ne saurait donc plus maintenant se refuser à admettre une grande différence entre l'ame, principe de notre entendement, et le principe vital ou principe de vie qu'il est impossible de séparer de la matière. Tout concourt à repousser une pareille identification...... « Ce principe vital, » dit *Herder*, (Histoire de la philosophie de l'intérieur » de l'Homme) n'est point cette puissance intellectuelle » de l'ame à laquelle il est, à la vérité, intimément lié. » Il existe en nous ; il assimile les parties analogues, » sépare celles qui sont hétérogènes, veille à tout. » Toutes ces choses sont autant de faits que la nature » donne, qu'aucune hypothèse ne peut renverser ; » qu'aucun langage ne peut anéantir : reconnaître ces » faits, c'est la philosophie la plus ancienne de la terre, » comme vraisemblablement elle en sera la dernière. » Autant je sais avec certitude que je pense, et que je » ne connais point ma force pensante, autant je vois » et je sens certainement que je vis, quoique je ne » connaisse point non plus ce que c'est que le principe » de vie. Cette puissance est innée, organique, géné-

» ratrice ; elle est le fondement de mes forces natu-
» relles ; elle est le génie intime de tout mon être. »
(*Diction. des Scienc. médic.*, tom. XLV , pag. 129-
131.)

NOTE II.

L'harmonie de l'univers , *pag.* 58.

Quand Dieu créa les purs esprits , dit Bossuet, autant
il leur donna de part à son intelligence , autant leur en
donna-t-il à son pouvoir ; et en les soumettant à sa volonté , il voulut , pour l'ordre du monde , que les na-
tures corporelles et inférieures fussent soumises à la
leur , selon les bornes qu'il avait prescrites. Ainsi , le
monde sensible fut assujetti à sa manière au monde
spirituel et intellectuel ; et Dieu fit ce pacte avec la
nature corporelle quelle serait mue à la volonté des
anges, autant que la volonté des anges, en cela conforme
à celle de Dieu , la déterminerait à certains effets.

Concevons donc que Dieu , moteur souverain de
toute la nature corporelle , ou la meut , ou la contient
dans une certaine étendue à la volonté de ses anges.....
Combien la force des anges prévaut à celle des hommes
et des animaux , et quelle domination elle est capable
d'exercer sur eux sous l'ordre de Dieu. Il l'a lui-même
déclaré par le carnage effroyable que fit un seul ange
dans toute l'Egypte, dont il fit mourir tous les premiers
nés , autant parmi les animaux que parmi les hommes ;
et encore par celui qui se fit si promptement dans l'armée de Senuachérib, qui assiégeait Jérusalem.

On pourrait demander si Dieu conserve le même
pouvoir aux anges déserteurs et condamnés ; mais ,
saint Paul a décidé la question , lorsque, pour exciter
les fidèles à résister vigoureusement à la tentation , il
les avertit que nous n'avons pas à lutter contre la chair
et le sang , mais contre des princes et des puissances
qu'il appelle encore à cause de leur origine, des *vertus
des cieux* , après même qu'ils en ont été précipités ,
pour nous montrer qu'ils conservent encore dans leur
supplice la puissance , comme le nom qu'ils avaient

par leur nature........ Ainsi, l'intelligence leur est demeurée aussi perçante et aussi sublime que jamais ; et la force de leur volonté à mouvoir les corps, par cette même raison, leur est restée, comme un débris de leur effroyable nauffrage, etc. (*Œuvres de Bossuet*, *tom. IX, pag.* 500, *Ve Élévation.*)

NOTE III.

Lorsque vous en voyez le panorama, p. 61.

L'observation suivante, que M. le docteur *Garcin*, de Draguignan, a fait insérer dans la *Revue britannique*, et dont la plupart des journaux de la capitale ont rendu compte, vient à l'appui de ce que j'avance. La voici telle qu'on la trouve dans *La Presse* du 22 septembre 1838 ; je la transcris ici pour ceux qui n'en ont pas connaissance.

« M. Garcin, médecin français, à Draguignan, a constaté, par des expériences multipliées, le don du sommeil magnétique naturellement provoqué dans un jeune homme de vingt-deux ans, avec des circonstances qui ne permettent pas le soupçon et les doutes où s'enveloppent trop souvent les adversaires du sens intime.

» Cet individu, nommé *Michel*, natif de *Figanières*, s'endort positivement à volonté, et à toute heure du jour ou de la nuit. Il n'a pas d'autre éducation que celle qu'on acquiert dans les écoles primaires de village, et n'a jamais voyagé que de Draguignan à Nice. Il suffit de regarder *Michel* fortement pour l'endormir une fois dans une minute, qu'il soit étendu dans son lit, ou assis sur une chaise au milieu d'une société nombreuse. Dès que le sommeil est venu, des coups de fusils tirés aux oreilles de *Michel* ne sauraient troubler son repos. Dans cet état, il passe bientôt, et sans aucune difficulté, à une série de tours de force intellectuels dont nous allons tracer une esquisse rapide, en confessant notre profonde humiliation vis-à-vis de la puissance supérieure qui a disposé un semblable mécanisme dans la charpente animée de l'homme.

» L'esprit de *Michel* se transporte au gré des questionneurs dans les astres, aux antipodes, sous la croûte du globe terrestre ; il décrit, avec une effrayante rectitude de jugement les lieux qu'on lui fait ainsi diaboliquement visiter. Il s'attache d'abord aux masses ; les détails dépendent de la fantaisie des interrogateurs. Désignez-lui une personne absente qu'il n'a jamais vue, à l'instant il décrit son portrait physique et moral, il en tire l'horoscope, pénètre dans son intérieur, cherche la partie malade ou viciée, indique le remède le plus efficace, et prescrit le traitement.

On a fait voyager *Michel* dans les lieux qu'il ne connaissait assurément pas, et ses réponses ont donné la preuve d'une lucidité que les puissances actuelles de l'organisation de l'homme ne semblaient pas admettre. Il a parfaitement raconté que la petite ville des *Martigues* était longue et en trois parties. — Que près de *Saint-Chamas* et sur la *Touloubre*, rivière qui se jette dans les étangs de la Camargue, il y a un pont, et sur ce pont un arc-de-triomphe de construction romaine. — Dans un château, situé au-dessus de *Salons*, des personnes jouaient aux cartes à dix heures du soir : il les a vues. — Les arènes de construction romaine et le nouveau canal d'Arles furent également indiqués avec une précision surprenante. Mais, voici quelque chose de plus merveilleux, et que M. *Garcin* livre à la méditation des savans et des philosophes.

» *Michel* possède la faculté de la *Rétrospection*, il voit des événemens depuis long-temps passés, et qu'il n'a pu connaître. On l'a fait descendre à l'année 1833 pour l'envoyer à la recherche de la *Lilloise*.

» *Michel* découvre la corvette au moment de son départ de *Cherbourg*. Il l'arrête à 103 lieues des côtes de France, à cause du mauvais temps. Il arrive en Irlande avec elle en mai 1835 ; en repart le 13 juin. Il la perd de vue, et ne la retrouve qu'en mai 1836, tout à fait dans le nord, où règne un froid excessif, qui empêche les habitans de se montrer et de lui dire le

nom du pays dans lequel il voyage. — La corvette part
de nouveau ; il ne la revoit qu'à la fin de décembre
1837, dans le pays le plus glacial qu'il ait parcouru. Un
événement qu'il ne peut définir à cause du froid qu'il
éprouve lui-même dans tous ses membres, menace le
navire français du plus grand danger ; il entend les
cris de détresse de l'équipage ; le navire est englouti ;
tout disparaît, tout périt, pas un homme n'échappe,
pas même trois chats qui se trouvent à bord !!!

Ce sinistre arriva à 1165 lieues de Londres.

» Voilà assurément l'exaltation mentale la plus inouïe
dont il soit parlé dans les annales de la psychologie humaine. Quoique cette navigation, au dire de M. *Garcin*,
ait beaucoup fatigué, *Michel*, par suite des variations
de la température qu'il ressentait, comme s'il eut réellement changé de place, on lui fit faire, dans la même
séance, d'autres voyages qu'il accomplit avec la même
exactitude et constamment, grâce à la simple puissance
de l'imagination. Du reste, il vit le siége de *Constantine*, à l'époque où cette opération militaire fut entreprise, et le général *Danremont* recevant le coup
mortel, le jour même de la catastrophe.

» Enfin, pour en revenir à l'instinct des remèdes,
interrogé sur la maladie d'une dame du pays, *Michel*
prescrivit une plante à laquelle il donna un nom particulier, la *Maila dona*, et qu'on ne connaît ni dans
la botanique, ni dans la contrée; il s'agissait de trouver
cette plante. *Michel* déclara qu'elle croissait dans l'intérieur d'une forêt, au pied d'un chêne-vert, à 400
mètres d'une cassine dont il désigna le propriétaire.
On conduisit le somnambule à la recherche de cette
plante inconnue ; ne la trouvant pas, malgré tous ses
efforts, *Michel* se couche à terre dans la forêt, s'endort,
et dans le sommeil magnétique, il indique le même
arbre, au nord-est de la cassine et toujours à la distance de 400 mètres. On mesure la distance et on découvre la plante au pied d'un chêne-vert.

» Il paraît au surplus que les objets qui constituent
la question que l'on adresse au somnambule de *Figanières*, font en quelque sorte une révolution autour

de son corps , et que si *Michel* ne les saisit pas au premier tour , il les manque rarement aux tours qui suivent. Réveillé ; le somnambule n'a souvenance que d'un vaste tableau qui formait circulairement un vrai panorama , et auquel il empruntait les faits , les idées et les mots dont se composent ses réponses. »

(*Extrait de* La Presse , 22 *septembre* 1838.)

RÉFLEXIONS ET REMARQUES SUR CETTE OBSERVATION.

Une réflexion qui se présente de prime abord à l'esprit , après lecture faite de l'exposé de cette Notice, sur le somnambule de *Figanières* , c'est que , sans doute , ce n'est pas ici la rédaction telle que l'a donnée M. le docteur *Garcin*. On y voit plutôt un narré des faits que le journaliste de *La Revue* ou celui de *La Presse* aurait arrangé selon sa manière de voir, et ce n'est pas là ce que nous aurions désiré connaître pour bien apprécier ces faits.

En effet, on remarque, dès le début, que ce n'est pas M. le docteur qui parle , mais bien le rédacteur de l'article du journal qui rapporte au *sens intime* , dont il se fait le partisan , et le phénomène et ses circonstances.

Cependant, nous voyons plus bas que c'est également à la puissance de l'imagination de *Michel* que le journaliste fait honneur de la précision avec laquelle ce somnambule décrit les différens voyages qu'on lui fait exécuter, séance tenante. Dans l'intérêt de la science, il est à regretter que cette observation ait été dénaturée par les commentaires qui en ont été faits selon l'esprit et la théorie des différens narrateurs. Nous aurions souhaité entendre parler M. *Garcin* lui-même. Quoiqu'il en soit, nous allons examiner à quoi se réduit cette série de tours de force intellectuels et cette inouïe exaltation mentale dont, selon le rédacteur

du journal, il n'y a pas d'exemple dans les annales de
la psychologie humaine.

« 1° *Michel*, est-il dit dans la Notice, s'endort po-
» sitivement à volonté et à toute heure du jour ou de
» la nuit..... Il suffit de le regarder fortement pour
» l'endormir une fois dans une minute, qu'il soit dans
» son lit, ou assis sur une chaise, etc., etc., etc. »

Arrêtons-nous un instant ici, car cette phrase a
besoin d'une explication ; en effet, la faculté d'endormir
Michel serait-elle départie au premier venu qui s'ap-
procherait, puisqu'il suffit de le regarder *fortement*
pour le plonger dans le sommeil magnétique ? Dans
ce cas, le pauvre *Michel* serait bien à plaindre ; car
il serait le jouet de tous ceux qui voudraient s'en amuser
en le regardant en face, soit qu'il se trouvât dans la
rue à la merci de tous les passans, soit qu'il fut à
table ou autre part pour des affaires quelconques ;
ou bien, cette faculté d'endormir *Michel* doit-elle être
rapportée à M. le docteur *Garcin*, son magnétiseur,
qui serait parvenu à l'influencer par un seul regard ?
et ceci serait plus probable ; car il est selon l'ordre des
choses connu de tous les magnétiseurs, et j'aime à
croire que c'est dans ce sens que M. le docteur aura
rédigé sa Notice. On trouvera un exemple très-cir-
constancié de cette influence puissante du magnétiseur
sur le magnétisé, dans le cinquième Mémoire qui termine ce deuxième volume et qui est le complément des
preuves de l'intervention des puissances spirituelles
dans les phénomènes du somnambulisme magnétique.
Eh bien ! M. le docteur le croira-t-il ? cette belle faculté de fasciner *Michel* par un seul de ses regards,
n'est qu'une faculté illusoire, il ne la possède pas plus
que moi, pas plus que le premier venu qui voudrait et
croirait influencer *Michel* ; et les preuves de ce que
j'avance ici se trouvent dans le dernier Mémoire pré-
cité, elles sont sans réplique.

2° Nous allons passer à la série des tours de force
intellectuels, dont le merveilleux va disparaître, ainsi
que cette précieuse et bien flatteuse faculté d'endormir
Michel à volonté, tours de force du même genre que

ceux dont M. Deleuze a fait honneur à M. le médecin ***
et à M. le comte de G**, dans sa Lettre du 24 septembre 1830, datée de Saint-Dizier (Haute-Marne),
en réponse à la IVe, que je lui écrivais le 16 juillet
même année ; tours de force devant lesquels s'incline
néanmoins M. le rédacteur de l'article : « *En confes-*
» *sant*, dit-il, *sa profonde humiliation vis-à-vis de la*
» *puissance supérieure qui a disposé un semblable mé-*
» *canisme dans la charpente animée de l'homme.* »
Mieux serait de dire : « *En confessant la profonde*
» *ignorance de la cause du mécanisme qui va dé-*
» *rouler aux yeux de Michel tant de choses merveil-*
» *leuses* ; »

3º « L'esprit de *Michel* se transporte au gré des
» questionneurs dans les astres, aux antipodes, sous
» la croûte du globe terrestre, etc., etc., etc. »

Il est fâcheux que la Notice ne donne point ici le
résultat des découvertes que *Michel* doit avoir faites
sans doute en parcourant les différens globes célestes,
et notamment ceux qu'il nous importe le plus de connaître tels que le Soleil, la Lune, Uranus, Jupiter,
Venus, Vesta, etc. ; enfin, tout le système planétaire,
sans oublier les Comètes, ces voyageuses à si longues
courses, qui donnent tant du tintoin aux *uranoscopes*.

Nous désirerions savoir également si les questionneurs n'auraient pas fait transporter l'esprit de *Michel*
jusque dans les cieux et au plus haut des cieux. Il serait
curieux, en effet, de savoir quels sont les habitans de
cet heureux séjour. Nouveau *Parny*, *Michel* se ferait-il
un jeu impie de la divinité et de tout ce qu'il y a de
plus sacré dans la religion, comme l'a fait l'auteur de
la Guerre des Dieux ? ou bien, placerait-il Jupiter ou
Lucifer sur le trône des cieux ? Il y aurait lieu de le
présumer, on serait tenté même de le croire d'après
la Notice ; car *Michel*, selon le narrateur, porte l'effroi
dans son auditoire lorsqu'il fait avec une *effrayante*
rectitude de jugement, la description de l'immensité
des pays, des lieux qu'on lui fait *diaboliquement* visiter.

Quant à moi, bornant mon ambition et ne portant
pas si haut ma curiosité, je désirerais, pour mon ins-

truction particulière, et notamment dans l'intérêt de la science qui nous occupe, adresser à *Michel* les questions que j'ai prié M. Deleuze et son ami M. le docteur Chap** de vouloir bien soumettre à la clairvoyance des somnambules translucides de la capitale, questions qu'on a pu lire dans ma Lettre XIIe à M. Deleuze.

Mais, toutes réflexions faites, pourrais-je être sûr de trouver la vérité dans les réponses à ces mêmes questions, lorsque je suis déjà prévenu que c'est le *diable* qui accompagne l'esprit de *Michel* dans ces voyages uranoscopiques? N'en déplaise à M. le docteur *Garcin*, je ne voudrais pas, dans la recherche de la vérité, confier mon somnambule à pareil compagnon de voyage, car en lui donnant un tel guide, ce serait être sûr de n'avoir qu'erreurs et mensonges dans toutes les réponses aux questions qu'on pourrait lui adresser.

Cependant, serait-ce bien M. le docteur qui, dans l'exposé de son observation, se serait servi du mot *diabolique*?............. Je ne le crois pas, je ne le pense même pas, attendu que si notre confrère a reconnu chez *Michel* cette infernale influence, la raison seule et le bon sens suffisaient pour qu'il se méfiât d'un savoir si rapidement acquis. Ne paraîtrait-il pas plutôt que c'est de la plume de M. le rédacteur de l'article du journal, que serait sortie cette locution si inconvenante et si éminemment imprudente? Dans ce cas, M. le rédacteur aurait un bien grand tort à réparer, car la croyance à l'influence diabolique, dans les opérations magnétiques, a déjà bien assez de partisans, sans qu'on se permette une supposition qui, quoique sans fondement, viendrait corroborer cette croyance; et n'est-ce pas de plus une grande injure faite au magnétiseur comme au magnétisé, que de leur prêter une pareille assistance?

4° Mais, l'esprit de *Michel* a quitté la route des cieux pour plonger sous la croûte du globe terrestre; il descend dans l'abîme et pénètre jusqu'aux antipodes. Qu'a-t-il vu? qu'a-t-il découvert? quelles notions positives a-t-il donné de ce feu central, de ce noyau liquide incandescent qu'il lui a fallu nécessairement traverser

pour arriver aux antipodes , et qui , selon quelques
géologues modernes , donnerait la raison de l'élévation
de la température souterraine , laquelle , selon leur
hypothèse , va toujours croissant jusqu'au noyau qui
est en fusion ? Qu'a répondu *Michel* aux sarcasmes de
certains questionneurs , frondeurs de toute vérité ten-
dant au perfectionnement de l'homme moral , qui , par
un rire sardonique éminemment impie , vouent au
mépris, et regardent en pitié les croyances universelles
de tous les temps et de tous les peuples , qui fondées
sur une tradition , basée sur la révélation , admettent
un lieu de supplice , où sont punis les méchants ?

Ces railleurs impies n'auraient-ils pas demandé à ce
nouvel Orphée, si cet océan de feu, supposé qu'il existe,
ne serait pas le *tartare* des anciens , ou l'*enfer* des modernes ? de plus , renchérissant sur leurs pitoyables
bouffonneries, ces très-aimables et spirituels persiffleurs,
n'auraient-ils point encore demandé si cet épouvan-
table cratère ne pourrait pas vomir dans l'instant devant
eux quelques-uns de leurs frères et amis , dignes com-
pagnons de leurs travaux , propageant , avec des lan-
ternes sourdes , la lumière philosophique , pour éclairer les habitans de ce bas empire ?

Serait-ce donc à cet effroyable volcan qu'il faudrait
rapporter la description que *Michel* , selon le narrateur , en aurait fait avec une *effrayante* rectitude
de jugement , après l'avoir *diaboliquement* parcouru ?
Malheureusement pour nous et pour nos lecteurs , la
Notice nous laisse ignorer toutes ces belles choses.
Nous regrettons donc bien sincèrement de ne pas avoir
sous les yeux la rédaction de cette observation telle
qu'elle est sortie de la plume de notre confrère ,
M. le docteur *Garcin* , et cela autant pour notre
instruction particulière , que pour les progrès des
sciences philosophiques de notre siècle ;

5° Cependant , l'esprit de *Michel* est déjà loin des
sombres lieux , il est remonté au-dessus de la croûte
éclairée que nous foulons aux pieds. Après avoir passé
par les antipodes , pays dont la connaissance a été ré-
servée vraisemblablement aux seuls interrogateurs ,

et se pliant au caprice et aux fantaisies des questionneurs, il va, par un tour de force intellectuel le plus inconcevable faire preuve d'une clairvoyance inouïe dans les fastes du Magnétisme; tour que M. *Garcin* livre à la méditation des savans et des philosophes, et que *Michel* n'exécute qu'à la faveur d'une faculté admirable dont l'aurait doté la bonne mère nature, et que le Magnétisme aurait développé chez lui. Cette faculté, c'est la *rétrospection*, c'est-à-dire, la faculté de pouvoir regarder en arrière et se rendre présent ce qui s'est passé depuis longues années, et dont *Michel* ne peut avoir connaissance, attendu que n'ayant reçu pour toute éducation que celle que peut donner un magister de village, il est censé n'avoir aucune notion de pareils événemens et notamment de celle du *sinistre* dont il va être question; ce qui, néanmoins, ne serait pas tout-à-fait concluant, puisque *Michel* sait fort bien lire et écrire. Ceci soit dit en passant pour ceux qui ne connaissant point la cause de la prétendue faculté de *rétrospection*, pourraient avec quelque raison, imaginer que *Michel* aurait lu le voyage dont il va donner l'historique.

Au reste, cette faculté si admirable aux yeux de M. *Garcin*, ne l'est assurément pas autant que la *prévision* ou faculté de voir et de prédire des événemens qui n'auront lieu que long-temps après l'annonce, et certainement M. le docteur ne doit pas ignorer que les annales du Magnétisme font mention de cette faculté, que paraîtraient également posséder maints somnambules magnétiques, et notamment ceux qui, s'occupant de maladies, en prévoient l'issue et prédisent certaines crises à des époques très-éloignées; prédictions que l'événement justifie pleinement, ce qui doit être, à juste titre, un tour de force intellectuel, encore plus merveilleux et conséquemment plus inconcevable que celui de *rétrospection* qui, d'après certaine théorie, ne doit pas exiger d'aussi grands efforts d'imagination puis qu'il ne s'agit que de voir et de parler de choses qui ont été vues par des hommes alors vivans, ou racontées par des historiens.

Cependant, si la plus merveilleuse de toutes les facultés, que paraissent posséder certains somnambules magnétiques, si la *prévision*, dis-je, se réduit à *zéro*, à quoi donc peut se réduire la faculté de *rétrospection* que nous allons examiner. Néanmoins, quoique nous paraissions ne pas assez apprécier tout le mérite de cette observation, elle n'est pas moins pour nous très-importante, et nous savons bon gré à notre confrère de l'avoir rendue publique, en ce qu'elle vient à l'appui de notre doctrine et sert à expliquer tout le merveilleux du somnambulisme magnétique.

En effet, pour s'assurer de cette admirable faculté de *rétrospection*, et en retirer sans doute quelque fruit, les interrogateurs ont eu le bon esprit de faire remonter *Michel* à l'année 1833, pour l'envoyer à la recherche de la *Lilloise*, corvette, montée par des savans dans tous les genres, et destinée à faire le tour de notre globe pour les progrès des sciences naturelles. Quels fruits ont retiré de ce voyage magnétique MM. les interrogateurs ? C'est ce que nous allons voir.

Michel, dit la Notice, signale la corvette au moment de son départ de Cherbourg. Le voilà donc en marche avec elle. Parvenu à la hauteur de 103 lieues des côtes de France, *Michel* l'arrête à cause du mauvais temps. Mais quel est ce mauvais temps? dans quel parage se trouve-t-il avec la corvette? est-elle en pleine mer ? qu'a fait l'équipage pendant ce temps-là ? On ne le dit pas. Première lacune dans l'historiographie de ce voyage scientifique.

Reprenant sa marche, la corvette arrive avec *Michel* en Irlande en mai 1835 ; elle en repart le 13 juin. Ici *Michel* la perd de vue ; pourquoi ne la suit-il pas? Deuxième lacune. Il ne la retrouve qu'en mai 1836, tout-à-fait dans le nord où règne un froid excessif qui empêche les habitans de se montrer et de lui dire le nom du pays dans lequel il voyage. Quel est ce pays ? quels en sont les habitans ? Troisième lacune très-importante pour l'histoire. La corvette part de nouveau. Ici *Michel* la perd encore de vue. Quatrième lacune. Il ne la revoit qu'à la fin de décembre 1837, dans le pays le plus glacial qu'il ait parcouru. Un événement qu'il ne peut définir, à cause du froid qu'*il éprouve lui-même* dans tous ses membres, menace le navire français du plus grand danger ; il entend les cris de détresse de l'équipage. Si le froid qu'éprouve *Michel* ne l'empêche pas de signaler aux questionneurs le danger que court le navire français, s'il dit entendre les cris de l'équipage, pourquoi ne peut-il pas définir et faire connaître l'événement qui met la corvette en danger de périr ? Cinquième lacune. *Michel* entend les cris de détresse. — Quels sont ces cris ? qu'a-t-il entendu sortir de la bouche de certains personnages, dont il doit connaître le physique et le moral puisqu'on les lui montre ? Sixième lacune. Enfin, le navire a sombré ; tout a péri, même trois chats qui se trouvaient à bord !!! Je fais trève à mes réflexions, pour arriver à la fin de la Notice.

Voilà assurément, dit le narrateur, l'*exaltation mentale* la plus inouie dont il soit parlé dans les annales de la psychologie humaine. — Voilà, dirai-je à mon tour, l'erreur la plus grossière qui sert de base à la théorie de l'école française ; erreur que je combats ici dans cette Lettre xᵉ et dans la suivante, en répondant à la deuxième objection de M. *Deleuze* ; erreur que, par un contraste bien singulier, et même sans s'en douter le moins du monde, le narrateur lui-même détruit victorieusement par une remarque frappante qui termine l'observation, que j'ai dit venir fort à propos à l'appui de notre théorie.

Mais, poursuivons jusqu'au bout la série des tours de force intellectuels, auxquels les curieux soumettent le très-complaisant *Michel*.

Quoique par suite des variations de la température qu'il a ressenti, comme si tout de bon il eut abordé cette mer glaciale, notre intrépide voyageur fut très-fatigué de cette navigation *magnétique* ; il n'accomplit pas moins bien dans la même séance d'autres voyages, avec la même exactitude et constance, *grâce à la puissance de l'imagination*. Même théorie, même erreur. Voir la réponse, à la deuxième objection précitée.

6° Pour en venir à l'instinct des remèdes (*l'instinct* remplace ici l'imagination), interrogé sur la maladie d'une dame du pays, *Michel* prescrit une plante à laquelle il donna un nom particulier la *Maïla dona*, et qu'on ne connaît, dit la Notice, ni dans la contrée, ni en botanique.

Nous connaissons en botanique la *Belladona*. Quoique cette plante se plaise plus particulièrement sous les beaux climats de la Grèce, de l'Espagne et de l'Italie, il n'est pas moins probable qu'elle a pu se trouver sous le beau ciel de Provence dans l'intérieur de la forêt désignée par *Michel*, avec d'autant plus de fondement, que cette plante croît dans les lieux ombragés, sombres et même caverneux. L'*instinct*, ou plutôt l'érudition spontanée du botaniste de *Figanières*, se serait-elle trouvée en défaut? disons mieux : *Michel* aurait-il mal compris, c'est-à-dire mal lu ou mal entendu le nom donné à la plante que son démonstrateur botaniste invisible lui mettait sous les yeux? J'aime à le croire, et s'il faut tout dire, j'en suis même très-persuadé. Peut-être aussi, cette plante était-elle connue autrefois sous ce nom là dans ce pays méridional de la France. Sur cela on pourrait consulter le botaniste provençal *Garidel*, qui a donné l'histoire des plantes des environs d'Aix et de plusieurs autres endroits de la Provence, et dans laquelle on trouve le nom provençal ajouté au nom botanique des plantes dont il y est fait mention. Au reste, M. le docteur *Garcin* doit s'être assuré par lui-même si c'était bien là cette même plante désignée sous le nom botanique de *Belladona* ou *d'Atropa mandragoræ*. Dans ce cas, peut-être encore aurait-il plu à l'invisible mentor de *Michel* de réformer cette dénomination, en substituant le mot *Mala* à celui de *Bella*, pour en faire ressortir les qualités malfaisantes.

Quoiqu'il en soit, de toutes ces conjectures, il n'est pas moins certain que la plante fut trouvée à l'endroit désigné par *Michel*. Eh bien! puisque la notice dit qu'elle n'est pas connue en botanique, M. le docteur Garcin aurait rendu un grand service à la thérapeutique, en donnant la description de la plante inconnue, surtout si son application à la maladie de la dame a eu le plus heureux résultat , résultat dont il ne fait point mention. Autres lacunes pour la botanique et pour la matière médicale.

7º Enfin, nous voici arrivés au dénoûment de ce grand acte mystérieux magnétique. C'est là que nous trouverons le mot magique qui va réduire au néant tout le merveilleux des scènes diverses qui ont singulièrement étonné l'imagination du lecteur. Quel est-il? ce sera la chose la plus simple qui effacera entièrement l'agréable impression d'un rêve enfanté par l'exaltation mentale, non pas de *Michel*, mais bien du narrateur lui-même, impression qu'il a fait passer dans l'âme de ceux qui ont lu sa notice. Ce mot magique, et désenchanteur, nous le trouvons dans la fin de la narration, et c'est le narrateur, qui nous le fournit lui-même.

« Il paraît, au surplus, dit-il, que les objets qui
» constituent la réponse à la question que l'on adresse
» au somnambule de *Figanières* font, en quelque
» sorte, une *révolution* autour de son corps, et que
» si *Michel* ne les saisit pas au premier tour, il les
» manque rarement aux tours qui suivent. Réveillé,
» le somnambule n'a souvenance que d'un vaste *tableau*
» qui formait circulairement un *vrai panorama*, et
» auquel il empruntait les faits, les idées et les mots
» dont se composent ses réponses. »

Voilà un aveu formel que fait *Michel*. A son réveil, il a souvenance d'un vaste tableau tournant circulairement autour de son corps pendant son sommeil magnétique, et auquel il a emprunté les faits les idées et même *les mots* dont se sont composées ses réponses aux questions à lui adressées par les curieux. Or, d'après cette explication si simple, si claire et si précise, était-il besoin d'avoir recours à une prétendue faculté de *rétrospection* dont M. le docteur Garcin a doté gratuitement le somnambule Michel? non ; cette faculté faculté est donc autant illusoire que celle de prévision, de vue, et même d'audition lointaines, et toutes celles enfin dont messieurs les magnétiseurs font honneur à leurs translucides somnambules.

Que le lecteur juge à présent lui-même, et qu'il nous dise à quoi doivent se réduire, si ce n'est au néant, et cette *exaltation mentale* inouïe dans les annales de la phychologie humaine, et cette *puissance de l'imagination* qui fait l'admiration du narrateur, et cet *instinct* des remèdes dont il s'extasie, et ce *sens intime* dont il ne peut douter, et ces *tours de force intellectuels* incompréhensibles, et cette *lucidité* que les puissances actuelles de l'organisation de l'homme ne semblaient pas admettre; tout ce merveilleux, enfin, devant lequel le narrateur s'humilie profondément, parce qu'il en méconnaît la cause.

Quant à nous, la seule chose positivement merveilleuse que nous voyons ici, et qui aurait du fixer l'attention de M. le docteur Garcin, comme elle va fixer la nôtre, c'est le *panorama* lui-même, ce vaste tableau auquel le somnambule de *Figanières* empruntait, de l'aveu du narrateur, les faits, les idées et les mots même, pour la description qu'il a fait des lieux et des événemens que lui a présenté sa prétendue navigation. *Les mots* même! cette seule expression ne suffit-elle pas pour déssiller les yeux au lecteur le moins clairvoyant? Ne dit-elle pas assez pour lui faire connaître que *Michel* n'avait la peine que de répéter ce qu'il lisait sur le tableau pendant sa révolution autour de son corps? Quoique la notice que nous avons lu dans *La Presse* nous laisse ignorer complètement les expressions dont s'est servi le somnambule dans l'histoire de sa navigation imaginaire, il ne nous serait pourtant pas si difficile qu'on le pense, de relater toutes les scènes de ce grand acte magnétique, telles qu'elles se sont passées depuis la première au départ de Cherbourg, jusqu'à la dernière, qui termine *sinistrement* ce malheureux voyage.

Mais puisqu'il est constant, d'après cette même notice, et de l'aveu de *Michel*, qu'un vaste tableau formant un *vrai panorama*, déroulait à ses yeux tout l'historique du voyage de la *Lilloise*, une question majeure et la plus importante de toutes, puisqu'elle en est la conséquence, se présente ici naturellement. Cette question la voici : Comment se fait-il qu'à fur et à mesure que messieurs les interrogateurs de *Michel*, dans l'intention, sans doute, de mettre à l'épreuve sa merveilleuse faculté de *rétrospection*, se prononcent pour le voyage de la *Lilloise*, afin de l'envoyer à la recherche de cette corvette ; comment se fait-il, disons-nous, qu'un *vrai panorama* de ce fait historique se présente à *l'instant même* sous les yeux de *Michel?* Quelle en est la puissance créatrice ? dira-t-on avec le narrateur, que c'est l'*exaltation mentale* du somnambule, la puissance de son imagination ? Mais la notice répond en termes exprès : « Que c'est à un vaste tableau qui se déroule circulairement autour du corps de *Michel*, que celui-ci déclare emprunter les faits, les idées, et jusqu'aux mots dont il se sert pour rendre ses réponses. Or, pour voir des faits, et pour lire l'explication jointe à ces mêmes faits, est-il besoin de quelque effort d'imagination. » Le rôle de *Michel* n'est-il pas ici purement passif? n'est-il pas spectateur tranquille, comme le serait M. Garcin lui-même, s'il voyait le *panorama* de Saint-Pétersbourg, ou celui de la basilique de Saint-Pierre de Rome? Son imagination s'exalterait-elle, s'il assistait à une représentation, même théâtrale, de la prise de Moscou, de Constantine. ou de celle plus reculée de Jérusalem ? en voyant s'élever dans les airs un tourbillon de flammes sortant d'un simulacre d'incendie, dévorant l'antique capitale de la Russie, et le berceau de l'empire des *Czars* ; son cerveau en serait-il bien fatigué? Et s'il voyait les forts de *Constantine* s'écrouler sous le feu des batteries des Français, en souffrirait-il davantage? N'en serait-il pas de même, c'est-à-dire, ne serait-ce pas avec le même sang-froid, qu'il verrait tomber, sous les coups redoublés du bélier des Chaldéens, les murs de la ville sainte, et ses maisons, et ses palais, et son temple embrâsés par le feu de l'ennemi?

Ne lui suffirait-il pas d'avoir des yeux pour remarquer le général *Damremont* percé d'un coup mortel sous les murs de Constantine? ou bien pour voir défiler sur le théâtre et mener en captivité à Babylone le roi *Sédécias* privé de la lumière des cieux, chargé de fers et suivi de tous les officiers de son palais, des sacrificateurs, des prophètes, des eunuques, enfin de tous les habitans de Jérusalem qu'a épargné le fer des soldats de *Nabuzardan*, commandant en chef l'armée de *Nabuchodonosor* ?

Il n'en serait pas de même s'il s'agissait de la simple lecture de l'histoire de ces divers événemens passés. Car alors pour se mettre en scène, et se retracer les événemens tels qu'ils se sont passés et qu'ils sont décrits dans les livres, le lecteur aurait besoin d'exalter son imagination pour se créer des tableaux de ces mêmes faits, et se les rendre présens à l'esprit; et il lui faudrait regarder en arrière, et reporter son imagination à ces temps plus ou moins reculés.

Mais le somnambule de *Figanières* déclare *expressément* voir un tableau qui lui retrace, lui rend présent, et lui explique l'événement historique dont on veut qu'il s'occupe, pour éprouver et faire ressortir une prétendue admirable faculté de *rétrospection* ; véritable rêve de l'imagination de son magnétiseur ; heureuse trouvaille, qui fesait le charme de son intelligence, parce qu'il ne soupçonnait même pas la cause de la grande clairvoyance, et par elle, de la vaste érudition spontanée de son somnambule.

Ainsi Michel n'a pas besoin d'exalter son imagination pour se créer des tableaux du fait historique qu'il décrit : le tableau est tout fait et placé devant lui. En outre, les détails se développent tous progressivement au fur et à mesure que les événemens se succèdent suivant les dates marquées dans l'histoire du voyage de la Lilloise. Ainsi disparaît la faculté de *rétrospection*, elle a fui devant la vérité comme l'ombre devant l'éclat d'un beau soleil d'été au milieu de sa course journalière. Ainsi disparaissent en même temps tous ces grands tours de force intellectuels dont on

a fait bien gratuitement honneur à *Michel*, et avec
eux tout ce cortége d'illusions, c'est-à-dire l'*intuition*
des maladies, l'*instinct* des remèdes, et les diverses
courses savantes qu'on lui fait faire dans la même séance.

Ainsi donc, et comme on ne soutiendra point que
c'est à l'exaltation mentale du somnambule qu'est due
la création du tableau de ce panorama mystérieux, et
moins encore à la puissance de l'imagination du magnétiseur, qui ne peut revendiquer en toute propriété
la faculté rétrospective, il faut nécessairement reconnaître ici l'ouvrage d'une 'puissance autrement
intelligente, et d'un talent sublime bien au-dessus
de tout ce que peuvent avoir exécuté dans ce
genre les plus fameux peintres *panoramistes* de
notre temps, et nous pouvons le prédire sans craindre le démenti, au-dessus de tout ce que pourra
jamais produire le pinceau de ceux à venir.

En effet, ne bornant point son savoir à donner de
la couleur et prêter du corps aux différens objets de
son merveilleux tableau, l'ingénieux *panoramiste* leur
donne encore la vie. Ici tout se meut, tout est en action;
c'est la nature elle-même, comme réfléchie dans une
glace qui est offerte aux regards de *Michel*.

Oui, tout, jusqu'à la tempête, a le prestige théâ-
tral. *Michel* entend le sifflement des vents, le mugis-
sement des vagues, les coups d'éclat du tonnerre ; il
voit l'éclair silloner la nue, serpenter dans les airs ;
il voit enfin l'affreuse trombe tourbillonner autour de
l'infortunée corvette, l'enlever, la porter au-dessus
des nues pour la précipiter et l'engloutir pour jamais
dans l'abîme.

De plus, renchérissant sur ces inconcevables prestiges, l'*inimitable panoramiste* fait entendre au spectateur les cris de détresse de l'équipage, et ce qui est
bien plus inconcevable encore, il lui fait ressentir le
même degré de température qu'éprouvent les malheureux acteurs de ce drame historique. *Michel* a ses
membres engourdis par le froid le plus glacial qu'il
ait jamais ressenti de sa vie. Enfin, il est harassé de
fatigue après cette navigation fantasmagorique.

Quelle est donc cette puissance qui opère instanta-
nément de si grandes merveilles? quel est l'être si
éminemment intelligent qui a le pouvoir de produire
spontanément aux regards de Michel cet inconcevable et incomparable panorama, pour lui venir en aide,
et lui faciliter ainsi l'exécution de ce voyage nautique
proposé par les interrogateurs? Quel est cet inimitable
paysagiste? La réponse à ces questions sera facile
pour nous.

En effet, celui qui vient ici en aide au somnambule
de Figanières, n'est-il pas évidemment cet auxiliaire
inconnu ou méconnu jusqu'aujourd'hui, et dont la
présence et l'influence, peuvent comme nous l'avons
dit (*), donner seules la solution des phénomènes du
sommeil *vulgo* magnétique et de ses développemens?
Et cet auxiliaire, s'obstinerait-on encore à le méconnaître, lorsque cette précieuse observation en fournit
des preuves si positives? et après l'aveu si précis de
Michel, qui déclare à son réveil ne devoir qu'à la
vue d'un panorama offert à ses regards, les connaissances qu'il a montrées dans la relation nautique qu'il
fait à son auditoire, ébahi d'un savoir si subtil et si
rapidement acquis, serait-il possible de mettre encore
en doute que c'est à l'aide de cet auxiliaire que le
somnambule a satisfait à toutes les questions des curieux, devenant tour-à-tour, et au gré des questionneurs, astronome, géologue, physionomiste, médecin, topographe, navigateur, botaniste, etc., etc.?
Car, comment expliquer autrement que par le secours
d'un mentor invisible, éminemment intelligent, tout
ce savoir polytechnique possédé par *Michel* pendant
son sommeil magnétique, et dont il ne lui reste à
son réveil pas même le souvenir?

Comment se rendre raison, notamment de l'audition des cris de détresse de l'équipage fictif d'une
corvette fictive? Bon pour la scène, où les acteurs et
le machiniste pourraient, les uns, faire entendre ces

(*) *Voir* l'introduction, tom. I, *pag.* xij.

cris, et l'autre, produire l'illusion des vagues et des
vents mutinés ; mais jamais le décorateur ne pourra
le faire: impossible à lui de faire rendre par la toile la
voix, les cris de tel personnage que son pinceau y
aurait placé. Mais ce qui surpasse encore plus l'imagination et ne peut se concevoir (le drame historique
en question fut-il mis et représenté sur la scène), ce
serait de savoir ou d'apprendre comment l'acteur ou
le décorateur pourraient transmettre aux spectateurs
et leur faire ressentir le même froid glacial qui donnerait *scéniquement* la mort à tout ce qui aurait vie
dans la corvette?

Ainsi ce qu'a fait M. le docteur Garcin pour la faculté rétrospective, nous le faisons nous-même pour
ces deux derniers phénomènes, l'audition des cris et
la sensation du froid glacial transmis à *Michel*, que
nous livrons à la méditation des savans, des philosophes, et spécialement à celle des magnétiseurs partisans de la théorie de l'école française ou de toute
autre, contraire à celle que nous professons. Cependant ces deux phénomènes, qui sans doute doivent
être aux yeux du lecteur, et à ceux de M. Garcin
lui-même, encore plus inconcevables que celui de
la faculté rétrospective, ne le sont pas plus, selon
notre doctrine, que celui de la faculté de discerner
les maladies par *l'intuition* lorsque le somnambule
malade se consulte lui-même, ou bien par la sensation
autopathique lorsqu'il est consulté par un autre. Car,
par *l'intuition*, le somnambule voit comme réfléchis
dans une glace placée devant lui ses propres organes
intérieurs ou extérieurs tels que l'affection morbide
les a désorganisés ou simplement attaqués ; et par la
sensation, le somnambule sent, éprouve en lui-même
et dans les mêmes organes les symptômes que nous
nommons *autopathiques*, c'est-à-dire ceux là même
qu'éprouve dans les siens propres la personne malade
qui le consulte (*). Mais ces deux modes divers de

(*) *Voir* la Réponse de M. Deleuze au quatrième Mémoire
théopsycologique.

discerner les maladies, comment et par qui les acquiert le somnambule ? Nous l'avons dit et nous le re-
dirons mille fois : c'est par l'auxiliaire invisible, par
un mentor semblable à celui qui a fait éprouver à
Michel le degré de température des malheureux nau-
fragés, et qui lui a fait entendre leurs cris de désespoir.

Quant à ce dernier phénomène, M. Deleuze a déjà
fait mention d'un exemple semblable d'*audition lointaine* dans la réponse qui suit mon quatrième mémoire
théopsycologique, et dont on trouvera l'explication
ci-après dans la réponse à la première objection qui
fait suite à la lettre XI°. Mais l'exemple cité par
M. Deleuze n'est pas autant inconcevable que celui
que nous fournit l'observation de M. Garcin.

En effet, dans l'observation de M. Deleuze, le somnambule entend la voix de deux personnages qui à
vingt lieues de distance, complotent une mauvaise affaire contre le père de son magnétiseur ; mais ici, ces
deux personnes sont vivantes, et complotent réellement et très-positivement, tandis que dans l'observation qui nous occupe, les personnages dont *Michel* dit
entendre les cris, sont morts depuis long-temps, et
ceux qui sont ici censés renfermés dans une corvette
en peinture, ne sont que fictifs comme tout ce qu'on
a entendu de l'historique de *Michel* ; ce qui rend ce
phénomène inexplicable par toute théorie contraire
à la nôtre (*).

Mais il ne suffit pas de reconnaitre ici la présence et
l'influence d'un auxiliaire invisible éminemment intelligent pour expliquer les phénomènes observés chez
le somnambule de Figanières, il est encore un point
à discuter non moins important, puisqu'il est la conséquence nécessaire de cette reconnaissance ; ce point
est de savoir de qui l'auxiliaire invisible a reçu mission
pour venir en aide à *Michel*. Qui est-ce qui l'a envoyé ? De qui est-il messager ? Sa mission vient-elle

(*) *Voir* après la Lettre XI, la Réponse à la première Objection.

d'en haut, ou vient-elle d'en bas ? Est-il ami ou ennemi de Dieu ? Question éminemment *vitale*, puisqu'elle touche aux intérêts temporels et spirituels du
magnétisé comme à ceux du magnétiseur ; intérêts
précieux, qui s'étendent même jusqu'à ceux qui, par
une vaine curiosité ou pour cause de maladie, se
mettent en rapport avec le somnambule.

Pour répondre à cette question, il faut, comme
nous l'avons répété maintes fois dans notre correspondance, avoir des notions positives et indispensa-
bles pour savoir discerner le vrai d'avec le faux, pour
connaître dans l'auxiliaire l'esprit de mensonge ou
l'esprit de vérité, l'ange de ténèbres ou l'ange de lumières, en un mot, l'envoyé de *Dieu* ou l'envoyé de
Python.

En effet, dominé par l'auxiliaire dans tout ce qu'il
fait ou ce qu'il dit, le somnambule devient pour ceux
qui l'écoutent et qui sont en rapport avec lui, ou un
instrument de *vie*, ou un instrument de *mort*. Instrument de *vie*, si l'auxiliaire inspire aux somnambules des sentimens tels que ceux qu'on a déjà remar-
qué chez plusieurs d'entr'eux, et notamment : 1° chez
la demoiselle Fanny, somnambule de Marseille (*) ;
2° chez la demoiselle qui opéra la conversion de
M. Deleuze (**) ; 3° chez la jeune pécheresse, guérie
par M. Chap**, etc. (***) Instrument de *mort*, si les
inspirations de l'auxiliaire sont telles que celles de la
somnambule dont parle M. Deleuze dans sa Lettre du
6 novembre 1831 (****); celle encore de Mademoiselle
Laure, qui fait le sujet du cinquième Mémoire théopsycologique, etc. (*****)

(*) Voir la deuxième Observation et les Réflexions à la suite
du deuxième Mémoire théopsycologique, tom. 1.

(*) Voir la Réponse de M. Deleuze, ou quatrième Mémoire
théopsycologique, tome 2.

(***) Voir le Post-Scriptum de la même Réponse.

(****) Voir la Réponse de M. Deleuze, après le quatrième
Mémoire théopsycologique, tom. 2.

(*****) Voir les 16e et 22e Séances du cinquième Mémoire
théopsycologique, tom. 2.

En effet, l'auxiliaire captant par ses prestiges la confiance du magnétiseur et des questionneurs ou consultans, ceux-ci donneront tous, tête baissée, dans toutes les erreurs qui sortiront de la bouche du somnambule qui, dans ce moment est l'instrument de l'astucieux. Malheur alors à ceux qui prêteront l'oreille à ses discours menongers et qui se confieront à un tel guide, tant pour leurs intérêts temporels que pour les spirituels !

A présent, si quelqu'un allait me dire : que faut-il penser du caractère de cet auxiliaire, sous l'influence duquel s'est trouvé *Michel*, pendant toute cette séance magnétique ?

Est-il bon? est-il pervers? doit-on ajouter foi à tout ce qu'a débité *Michel* pendant son sommeil magnétique ? dans quelle catégorie doit-on classer cet esprit?

Après avoir blâmé moi-même l'imprudence de ceux qui, sans connaissance de cause, ont supposé que *Michel* avait visité *diaboliquement* tous les lieux qu'il a dit avoir parcourus au gré des questionneurs, je me garderais bien de me prononcer pour ou contre la légitimité de cet auxiliaire spirituel. Cette tache importante, c'est à M. le docteur Garcin à la remplir. En effet, qui mieux que lui peut faire ce discernement? qui mieux que lui peut avoir connaissance : 1° de la moralité de son somnambule et de celle de ses interrogateurs ? 2° des dispositions dans lesquelles se trouvaient ces derniers en approchant *Michel*?

Quant au motif qui leur a fait proposer la recherche de la *Lilloise* plutôt que toute autre question, il est naturel de penser, après avoir lu la Notice, que ce n'a été que pour s'assurer de la prétendue faculté de *rétrospection* dont M. le docteur Garcin avait doté le somnambule de Figanières, pour expliquer ce qu'il trouvait inexplicable par les théories, jusqu'ici reçues en France. Au reste, j'aime à croire, et même à me persuader, que dans toute cette séance, il n'y a rien eu que de très-louable dans le langage de Michel ; néanmoins, que M. Garcin ne s'endorme point là-dessus, cette sécurité pourrait lui devenir fatale, mais qu'il se tienne pour bien avisé que l'audacieux (*) peut se présenter au moment même où il s'y attendra le moins ; car, cela dépend souvent des intentions ou dispositions morales du somnambule, ou de celles du consultant qui se présente et prend rapport avec lui ; et que même sans cela, le monstre peut se présenter, car il cherche sans cesse à trouver une proie pour la dévorer (**).

· La prudence exige donc impérieusement que pour n'être point la dupe, ni le jouet de l'adversaire, l'on s'occupe et avant tout, en se présentant devant un somnambule magnétique, à faire le discernement de l'auxiliaire qui va diriger la séance, en influençant le somnambule dans les réponses aux questions qu'on peut lui faire, soit pour cause de maladie, soit pour tout autre objet d'utilité publique ou particulière, et surtout par pure curiosité, car celle-ci est d'ordinaire punie.

Or donc, pour s'assurer de la légitimité de ce guide spirituel, on emploira les moyens propres à faire ce discernement. Ces moyens ne manquent pas. On les trouve décrits et disséminés dans tout le cours de cet ouvrage (***).

En terminant ici nos remarques et réflexions sur les phénomènes que présente cette curieuse et très-intéressante Notice, nous faisons des vœux pour qu'elles profitent au lecteur, et qu'elles favorisent la propagation de la saine doctrine professée dans cet ouvrage, qui n'a été fait et mis au jour que dans ce seul but utile.

Puisse l'auteur de cette précieuse observation, qui vient prêter un si ferme appui à cette même doctrine, ne point fermer les yeux à la lumière qui lui est offerte ;

(*) Voir cinquième Mémoire, Séances 16e et 22e.

(**) Lettre xie, première et deuxième Objections, Réponse.

(***) Voir premier Mémoire, — Deuxième Mémoire, première Observation. — Deuxième Observation. — Troisième Observation, 7e Séance, — Lettre viiie

mais reconnaître , enfin , que toute la science spontanée qu'acquiert dans son sommeil lucide, le somnambule que la Providence a placé dans ses mains et confié
à ses soins pour des raisons que l'avenir lui fera connaître, n'est due à aucune faculté hypothétique, suscitée
ou développée par une prétendue exaltation mentale,
ni à aucune autre cause gratuitement supposée , mais
bien comme nous l'avons suffisamment prouvé , à
la présence et à l'influence d'un auxiliaire spirituel ,
d'un guide , d'un Mentor invisible pour lui , mais dont
la présence sera manifestée au somnambule lorsque
lui , son magnétiseur , en témoignera non-seulement
le désir , mais lorsqu'il prendra tous les moyens que
cet ouvrage met à sa disposition , pour s'assurer de la
nature de cet auxiliaire , c'est-à-dire , pour savoir s'il
se présente en ami ou en ennemi , s'il est en un mot,
ange de lumière ou ange de ténèbres. Et c'est d'après
le signalement qu'en donnera le somnambule de *Figanières* , signalement qui , dans tous ses détails , doit
se trouver conforme à ceux contenus dans les divers
Mémoires théopsycologiques de ma correspondance ,
que M. le docteur Garcin doit régler sa conduite, pour
entrer en communication ou bien rompre avec cet
auxiliaire.

Puisse enfin , notre confrère , après avoir reconnu
cet agent, travailler à la propagation d'une doctrine
qui , en épurant la pratique du Magnétisme , va le
placer au premier rang des sciences positives ; car c'est
alors , mais seulement alors , qu'il méritera le nom de
grande science , science par excellence , science enfin
théomagnatique , parce que c'est elle seule qui , par
ses phénomènes théopsycologiques met en évidence
les vérités morales et religieuses , révélées à l'homme
par son Créateur, vérités si importantes pour son
bonheur en ce monde , et si nécessaires pour son
bonheur dans la seconde vie, qui , pour les sceptiques
ne sera plus une chimère , mais bien une incontestable vérité.

NOTE IV.

Le livre nous apprend, etc. , *page* 65.

Pic de la Mirandole disait, qu'après tant de livres qu'il avait feuilletés, il en revenait toujours à la Bible, convaincu que c'était le seul livre où se trouvait la vraie sagesse avec la véritable éloquence.

Le fondateur de la Société Asiatique de Calcuta Williams Jones, disait : J'ai lu avec beaucoup d'attention les Saintes Écritures, et je pense que ce livre, indépendamment de sa céleste origine, contient plus d'éloquence, plus de vérités historiques, plus de morale, plus de richesses poétiques, en un mot, plus de beauté de tous les genres, qu'on n'en pourrait recueillir de tous les autres livres ensemble, dans quelque langue et dans quelque siècle qu'ils eussent été composés. (*de Génoude*, (la Sainte Bible), avertissement, *page* XIV et XV.)

NOTE V.

Parce qu'elle est formée de l'homme, etc. , *page* 66.

Le Seigneur Dieu envoya un sommeil à Adam ; un sommeil, disent tous les Saints Pères, qui fut un ravissement et la plus parfaite de toutes les extases, etc. (Bossuet, *Elévation sur les Mystères*, *tom*, IX, *page* 117.)

NOTE VI.

Son état primitif, *page* 68.

Les sujets (arbres) provenus de graines tendent toujours plus ou moins à se rapprocher de l'état sauvage........

En revenant à la nature pour les arbres, c'est-à-dire,

en les reproduisant par semis au lieu de vouloir les
obtenir par drageons, marcottes et boutures, on aura
des sujets plus vigoureux, plus beaux et plus dura-
bles, car les semis sont les lois primitives de la nature.
(J. S. Lardier, *Traité historiq. et pratiq. sur les
Semis et les Plantations, troisième édit., avec plan-
ches.*)

NOTE VII.

Avec la révélation primitive, *page* 90.

L'ange, (le préposé, l'agent) de la parole, lequel
est *feu*, est la parole de Dieu. La parole de Dieu a
produit la terre et les végétaux qui en sortent, et le
feu qui les mûrit. La parole du Créateur est, elle-
même, le Créateur et le grand fils du Créateur (*).

Le Créateur a fait le *pradjapati* (la figure ou apparence du monde). Les génies bons ou mauvais ont
été faits du *pradjapati*. Les divers corps étaient comme
des pierres sans mouvement, sans respiration, comme
des arbres secs sans vie. Il les pénétra de sa substance
et ils eurent vie......... Avant la création, le Créateur
était en silence, méditant sur lui-même. Il prononça
le mot OUM, son nom mystérieux, dans lequel existent
les trois mondes.

NOTE VIII.

Des animalcules microscopiques, *page* 108.

L'invention du microscope a fait découvrir dans la
nature un nouveau monde d'êtres vivans, dont l'infinie
petitesse confond l'homme même le plus accoutumé à
réfléchir. Le microscope solaire nous fait reconnaître
dans une petite quantité de cette poussière, qui se forme
sur le fromage sec, une fourmilière d'animaux de même

(*) Concordance avec la Sainte Écriture, qui dit, que Dieu
créa le monde par la parole ou le Verbe, (*Et Deus erat Ver-
bum.*) *Accord des Traditions de l'Inde avec la révélation primitive.* (*Journal de la Société Asiatique de Paris.*)

espèce, dans lesquels on aperçoit jusqu'à la circulation interne des humeurs. — Du poivre mis dans
un verre d'eau y donne le spectacle d'une multitude
d'animalcules un milliard de fois plus petits qu'un
grain de sable. Ces animaux, cependant, ont des organes, des muscles, des veines, des nerfs. Quelle en
est l'énorme petitesse? quelle sera celle de leurs œufs,
de leurs petits, des membres de ceux-ci, de leurs vaisseaux, des liqueurs qui y circulent? Ici l'imagination
se perd, les idées se confondent. (Cousin Despréaux,
Leçons de la Nature, *VI*e *Considération*, *page 26*.)

NOTE IX.

Enfin des objets matériels, *page 148.*

Il n'y a rien, dit dom Calmet, dont on parle tant
que de miracles et d'opérations des bons et des mauvais esprits sur les corps, et il n'y a peut-être pas une
chose dont on aie des idées plus confuses et plus fausses, que des qualités d'un vrai miracle, et de l'étendue
du pouvoir des esprits sur la matière. Certaines personnes qui se piquent de force d'esprit, considèrent
tout ce qu'on rapporte du pouvoir des esprits et de
leurs opérations sur les corps, comme des contes à
dormir debout, ou bien seulement pour amuser un
sexe faible et crédule, et regardent en pitié ceux qui
en paraissent persuadés. D'autres tombent dans l'extrême opposé, ils sont crédules à l'excès, et croient
tout sans examen. D'autres, enfin, nient tout, le
vrai comme le faux, sous prétexte qu'on a souvent
confondu avec les vrais miracles un fait purement
physique, mais dont on ne pouvait pas d'abord se
rendre raison, et avoir l'explication qu'on a trouvée
ensuite. (Dom Calmet, *Dissertation sur les miracles*, etc.; tome de l'Exode, page 14.

NOTE X.

Du premier mérite, *page* 149.

M. Deleuze entend parler, sans doute, ici du mérite médical. Ce n'est point, en effet, pour être en opposition avec la croyance religieuse d'un Pascal, d'un Fénélon, d'un Bossuet, etc., que M. Deleuze voudrait établir le vrai mérite de M. le docteur, car il faudrait alors ne mettre qu'en deuxième ligne ces illustrations précitées et toutes celles à citer, tandis que personne encore ne les a fait descendre du premier rang qu'elles occupent et qu'elles occuperont jusqu'à la fin des siècles.

NOTE XI.

Leur faire pitié, *page* 153.

Certaines personnes qui se piquent de force d'esprit, considèrent tout ce qu'on rapporte du pouvoir des esprits et de leurs opérations sur le corps, comme des contes à dormir debout, ou bien seulement pour amuser un sexe faible et crédule, et regardent en pitié ceux qui en paraissent persuadés. (Dom Calmet, *Dissertation sur les miracles*, tome de l'Exode, page 14.

NOTE XII.

Découvrir la vérité, *page* 154.

Si M. Berna, docteur en médecine, de Paris, s'était bien pénétré de cette vérité, s'il n'avait pas eu la vanité de croire à sa puissance magnétique sur les somnambules qu'il soumit, le 27 février 1837 et jours suivans, à l'examen et aux expériences de messieurs les commissaires de l'Académie de médecine de

Paris, il n'aurait pas commis, sans doute, l'imprudence de provoquer lui-même ces expériences par une lettre adressée à cette Académie quelques semaines auparavant, dans laquelle il se *fesoit fort*, disait-il, de donner à ceux pour qui l'autorité n'est rien, l'expérience personnelle, comme moyen de conviction. Expériences néanmoins qui, non seulement, n'ont produit aucun fait concluant en faveur du magnétisme, mais, qui bien au contraire, ont donné gain de cause aux incrédules, et procuré au magnétiseur le désagrément de se voir complètement désapointé, et publiquement mystifié au grand préjudice de la science.

Tel a été, tout récemment encore, le désapointement de M. le docteur Pigeraie, de Montpellier, lequel, selon les journaux de la capitale, accompagné de sa jeune demoiselle (voyante, sans doute très-lucide), s'était rendu à Paris dans l'espoir de gagner les trois mille francs du prix Burdin, espoir malheureusement déçu!!! Car d'après le rapport du docteur Girardin lu à l'Académie de médecine, dans sa séance du 24 juillet 1838, au nom de la commission du prix Burdin, cette admirable clairvoyance aurait été en défaut, et aurait même pleinement disparu devant le bandeau fatal de la commission, dont la demoiselle Pigeraie n'aurait pas voulu s'affubler, attendu que cette garniture oculaire de précaution ne permettait de voir, selon le procès-verbal, ni en dessous, ni à travers ses mailles épaisses. En conséquence de ce refus, l'Académie a très-sagement décidé que mademoiselle Pigeraie n'avait aucun droit au prix de trois mille francs institué par le docteur Burdin. Je dis *très-sagement*, car un masque ou bandeau placé devant les yeux d'une somnambule qui dit avoir la vue même lointaine, et qu'on ne se hasarde de mettre en scène que parce qu'on est sûr d'avance de sa parfaite clairvoyance, est une précaution bien inutile, un instrument tout-à-fait ridicule. En effet, si la somnambule voit à distance, et qu'elle fasse une description exacte de ce qui est renfermé, par exemple, dans un meuble de l'appartement ou de la maison où elle se trouve en

ce même instant, et dont elle n'a aucune connaissance,
pourquoi ne verrait-elle pas dans la poche d'une
personne de la société? Et si c'est un livre qui s'y
trouve, pourquoi ne lira-t-elle point à telle page qu'on
lui désignera , le livre étant fermé et toujours dans
la poche de la personne présente?

Que M. le docteur Burdin se rassure donc. Tant
que de pareils concurrens n'auront pour mobile de
leurs démaches que leur seul sordide intérêt, il n'a rien
à craindre pour sa bourse. Mais si M. le docteur
Pigeraie, en venant à Paris produire sa somnambule,
avait eu l'intention charitable et bien prononcée de
distribuer ladite somme de trois mille francs à une ou
plusieurs familles indigentes, ce motif très-louable
aurait été , peut-être , couronné du succès , après
avoir néanmoins au préalable , pris l'avis du guide
de sa somnambule pour avoir son approbation et
promesse de réussite. Belle leçon pour tous ceux qui ,
se confiant en eux-mêmes, voudront se donner en
spectacle avec leurs somnambules, sans connaître la
cause des phénomènes qu'ils suscitent dans le silence
du cabinet!!!

NOTE XIII.

A M. Gazzeri, professeur, *page* 170.

M. Carlo Matteuci, dans une lettre adressée à
M. Gazzeri, annonce à ce professeur qu'il s'est assuré,
à l'aide de l'expérience, de l'existence de l'électricité
dans les rayons solaires. Voici un extrait de cette
communication importante.

« Ayant exposé au soleil un électromètre condensa-
teur à feuilles d'or, et d'une sensibilité suffisante,
M. Matteuci reconnut bientôt que les feuilles de métal
divergeaient, et qu'en outre elles s'étalaient sur la face
de la cage de verre qui recevait directement l'action
du soleil , et qui paraissait ainsi les attirer avec assez
de force.

Pour s'assurer si réellement le verre était électrisé , il plaça au soleil quelques lames de verre ; quelques momens après il les toucha en différens points avec la boule de l'électromètre , et il obtint ainsi une divergence très-sensible. Ne pouvant plus douter que les rayons du soleil n'eussent la faculté d'électriser le verre , il s'agissait de savoir si cet effet était réellement dû à la présence de l'électricité dans ces rayons , ou bien seulement à l'élévation de la température du verre. Pour s'en assurer, M. Matteuci fit chauffer d'autres lames de verre à divers degrés de chaleur, et les présentant à l'électromètre , ils ne lui montrèrent jamais aucune trace d'électricité. » (*Gazette médicale de Paris*, 1re année, page 140.

NOTE XIV.

La lumière solaire, *page* 177.

M. le professeur Saverio Barlocci , de Rome , dans un mémoire sur l'influence de la lumière solaire dans la production des phénomènes électriques , rapporte l'expérience suivante :

« Ayant d'abord décomposé la lumière au moyen du prisme , il fit tomber le rayon rouge et le rayon violet sur deux disques de cuivre teints en noir , et à chacun desquels était adapté un fil de même métal. Deux anneaux de cuivre glissant sur deux petites colonnes verticales de cristal , et auxquels les deux fils étaient fixés , permettaient de les éloigner ou de les rapprocher l'un de l'autre à volonté. Il suspendit ensuite au fil supérieur une grenouille préparée dont il fit poser les pattes de derrière sur le fil inférieur. L'appareil étant ainsi disposé et les deux disques plongeant l'un , dans le rayon rouge , et l'autre , dans le rayon violet , toutes les fois que l'expérimentateur établit le contact entre les extrémités des deux fils , il se manifesta des contractions évidentes dans les muscles de la grenouille. M. Barlocci répéta à plusieurs

reprises cette expérience très-importante , et obtint
toujours les mêmes résultats. » (*Gazette médicale de
Paris* , 1re année, page 128.)

NOTE XV.

M. OErsted de Copenhague , *page* 177.

Depuis cette époque (la publication du 42e volume
du *Dictionnaire des Sciences médicales* , art. *Pile
voltaïque*), les recherches de M. Œrsted , de Copen-
hague , ont enrichi la physique de faits d'autant plus
importans , qu'ils justifient , en quelque sorte , l'opinion de ceux qui , peut-être sans raison suffisante ,
avaient déjà pensé que les actions électriques et magnétiques devaient être considérées comme des résultats produits par une seule cause diversement modifiée ,
et si l'on ne peut pas dire que les expériences de
M. Œrsted et celles qu'on a faites depuis lors , démontrent rigoureusement, l'identité des deux agens ,
elles établissent du moins entr'eux des relations assez
nombreuses pour rendre cette identité extrêmement
probable............ (suivent dans le même article les
expériences de MM. Arago , Ampère , Biot , La-
place , etc.). Les auteurs de cet article terminent en
disant : « Des résultats aussi clairs ne peuvent donc
laisser aucune incertitude , et l'analogie entre les
phénomènes électriques et magnétiques n'est plus une
supposition , c'est une vérité incontestable. » (Hallé
et Thillaye , *Dictionnaire des Sciences médicales* ,
tome LVIII , page 310.)

NOTE XVI.

Par MM. Arago , Ampère , etc., *page* 177

Après la célèbre expérience de M. Œrsted , à Co-
penhague , en 1819 , tandis que les savans hésitaient
en présence de cette révélation subite , M. Ampère

pressentit, devina comme Kepler et Newton, et par
une suite de méditations, et d'expériences continuées
pendant dix ans, il démontra jusqu'à la plus claire évidence l'identité de l'électricité et du magnétisme ; et
cette découverte, en réduisant le nombre des agens de
la nature, semble diriger aujourd'hui la physique dans
une nouvelle voie, et devoir la conduire par des éli-
minations successives à l'unité de toutes ces forces qui
meuvent la matière, à la simplicité primitive du plan
divin. Plus s'effacent les causes secondaires, plus la
cause première semblera se rapprocher. (A. F. Oza-
nam, *Gazette du Midi*, 6 juillet 1836.)

N O T E   X V I I.

Elle me dit Joséphine, *page* 218.

Joséphine est la même vierge qui avait apparu à
Marie Silvy, et de laquelle il est question dans mon troisième Mémoire théopsycologique (4e séance). Cette
voyante mystique en s'adressant à moi, dit, à l'occasion
de cette apparition : « C'est une vierge bienheureuse
» qui s'intéresse à vous, à votre salut..... Elle a vécu
» sur la terre..... Elle prie pour vous, etc. »
    Mademoiselle Laure parlant d'elle, répète aussi :
« Cette vierge a toujours veillé sur vous, comme elle
» vous l'avait promis quelques instans avant sa mort,
» elle prie Dieu pour nous, etc. »
    Une notice sur cette jeune vierge ne sera point
déplacée ici. Le lecteur y verra les preuves magnatiques du bonheur dont elle jouit peu de temps après sa
mort. Elle est extraite des Éphémérides de notre petite
Société théosophique. Elle fera connaître au lecteur
comment ont lieu les apparitions des morts aux vivans,
et de quelle manière a été observée celle de cette bienheureuse vierge. Cette notice pourra faire grincer les
dents à certains lecteurs, mais elle pourra aussi servir à l'édification de plusieurs fidèles croyans.

Cette jeune personne avait reçu au baptême les pré-
noms de *Marie-Joséphine-Olympie.* Elle mourut à
l'âge de seize à dix-sept ans, le 6 mars 1821, jour
de sainte Colette. Son temps de purification fut court,
comme on le verra. Elle fit la mort d'une bienheureuse, après avoir vécu très-chrétiennement. Ce fut
le 14 avril suivant qu'elle apparut à la somnambule
Virginie ***, séance tenante, de la manière suivante :
(c'est la somnambule qui va parler en ces termes : 14
avril 1821) « Je me trouve en ce moment dans un
» grand bosquet, une grande et longue allée d'arbres
» est devant moi... J'aperçois dans le lointain une per-
» sonne voilée qui s'avance. ....elle est accompagnée
» d'un petit ange.... je ne peux encore rien distinguer
» sur elle.... Ah! la voilà bientôt près de nous... elle
» a une ceinture violette sur une robe blanche...... le
» voile qui nous dérobe sa figure est d'un blanc gri-
» sâtre et très-épais....... il tombe jusqu'à mi-corps,
» découvrant tant soit peu la ceinture d'un côté, et
» laissant apercevoir la lettre M sur ladite ceinture.
» La taille de cette personne est celle d'une jeune fille
» de seize à dix-sept ans. Le petit ange qui l'accompa-
» gne est tout nu, symbole de l'innocence (la som-
» nambule dit ne pas connaître la personne voilée
» qui disparaît bientôt après).

NOTE XVIII.

Dans l'ame du somnambule, *page* 295.

Les personnes timorées ne récuseront point sans
doute le témoignage de la sœur de la nativité, au
sujet du discernement des opérations de Dieu d'avec
celles du démon. Ecoutons-la parler, page 40 du
tome 1 de l'*Abrégé de sa Vie*, 3e édition.

« A l'approche du démon, dit-elle, ce n'est que
» doute, inquiétude, ténèbres, frayeurs et découra-
» gement. Voilà l'orage, c'est l'œuvre de l'esprit mé-
» chant qui porte le désordre, la confusion, le trou-
» ble et l'enfer. »

C'est dans l'état extatique que la sœur signale l'œuvre du démon, car voici ce qu'elle dit à la page 71 :

« Jésus-Christ me communiqua une lumière extraor-
» dinaire qui va quelquefois jusqu'à produire la pri-
» vation de l'usage des sens, les ravissemens, l'extase...
» On sonnait la cloche à côté de moi, on chantait,
» sans que je m'en aperçusse : j'étais ravie en Dieu,
» mais toujours à ma place, sans mouvement et
» sans sentiment. Revenue à moi-même, je ne me
» rappelais plus de ce qui s'était passé, etc. »

Nota. On voit ici une ressemblance parfaite avec l'état de nos voyans magnatiques. D'abord, la lumière extraordinaire qui, agissant sur la sœur, la prive de l'usage des sens, et la met en extase, qui est le plus haut degré de l'état magnatique. Elle n'entend plus rien autour d'elle, elle ne sent non plus ce qui se passe. Au réveil, oubli de ce qu'elle a vu ou senti.

L'ange de ténèbres ne fait donc acception de personne, au contraire, il attaque de préférence et avec plus d'audace les ames qui tendent à la perfection. Nous avons donc raison de dire que c'est précisément dans la pratique des bonnes œuvres qu'on le voit s'immiscer, afin d'y mettre obstacle s'il le peut.

NOTE XIX.

Fâcheux tant au physique qu'au moral, *p.* 297.

Les dangers que peuvent amener les opérations magnétiques, lorsqu'elles ont pour but de produire le somnambulisme, proviennent de diverses causes, et quelquefois aussi de circonstances accidentelles. Avec de la prudence on parvient à se préserver du plus grand nombre. Quant aux autres, qui sont produits par des événemens que l'homme ne peut prévoir, la confiance en Dieu, le secours des guides spirituels, en neutraliseront les funestes effets, si toutefois ceux-ci ne sont point le résultat de fautes antérieures.

Il faut donc, en se livrant à l'action magnétique,

suivre constamment la route indiquée par les auteurs
consciencieux qui ont écrit sur cette matière, et ne
point s'en écarter, ni pour faire des expériences, ni
pour se faire valoir, ni pour faire admirer le savoir
des somnambules, ni même pour convaincre de la
réalité du magnétisme et de ses effets, ceux dont on
tiendrait à cœur de dissiper les doutes. Une conduite
opposée n'amènerait après soi que des regrets. C'est
pour en garantir tous ceux qui liront cet ouvrage,
que nous y consignons ces observations sommaires,
sur la pratique de cette science.

DU MAGNÉTISEUR. Le magnétiseur doit être robuste,
bien constitué, exempt de tout défaut d'organisation,
afin que le fluide magnétique puisse circuler sans obstacle dans tout son corps, n'avoir point les nerfs trop
irritables, et surtout jouir d'une bonne santé; car si
l'expérience a démontré que le magnétiseur ne prend
point les maladies du magnétisé, elle a prouvé aussi
qu'il peut communiquer à celui-ci ses affections mor-
bides, et même ses infirmités. Il importe encore que
le magnétiseur ait des mœurs irréprochables, et ne
cherche, en opérant, qu'à exercer la charité; il est à
désirer, enfin, qu'il ne soit pas d'un caractère ardent,
qu'il n'ait point des passions violentes, et qu'il soit
capable de se diriger et de diriger le somnambule, si
durant le sommeil magnétique de celui-ci il survenait
quelque crise. Une personne prudente ne se livrera
donc point à la pratique du magnétisme, avant d'avoir
fait une sorte de noviciat sous un maître expérimenté.

DU CHOIX DES SOMNAMBULES. Tout individu malade
peut être soumis à l'action magnétique, qui, bien dirigée, ne saurait lui être nuisible. Néanmoins, pour
prévenir tout accident, il est bon de ne jamais se
hâter, et de ne produire le somnambulisme parfait que
graduellement, à moins que l'état de la personne malade n'oblige d'agir différemment. Mais il faut toujours
user de beaucoup de circonspection, relativement aux
personnes qui, soit par l'effet de leur maladie, soit
naturellement, ont l'esprit faible, l'imagination ar-
dente, les nerfs irritables, et plus encore si elles sont

sujettes à des affections et des crises nerveuses. Dans
ce dernier cas on ne saurait trop délibérer avant de
les faire tomber en somnambulisme , ni prendre trop
de précautions préparatoires si l'on s'y déterminait.

Quand on veut avoir un somnambule pour le consulter sur les maladies d'autrui , il faut choisir une
personne de dix-huit à vingt ans, et qui , quel que
soit son sexe , soit bien constituée, n'ait point de dé-
fauts corporels , pour que le fluide magnétique ne
rencontre en elle point d'obstacles ; la bonté , la dou-
ceur, la modestie , la sensibilité pour les maux d'autrui , le désir habituel de les soulager , sont des qualités infiniment précieuses, et que l'on doit faire en
sorte de rencontrer dans le sujet qu'on choisit. Il est
encore avantageux que la personne sur qui l'on se
propose d'opérer sache lire , et même écrire ; si on
trouve tout cela réuni, on peut espérer d'avoir un
somnambule bon , et qui ne donnera point d'inquiétudes , surtout si l'intérieur, répondant à l'extérieur ,
des mœurs pures , une piété sincère , annoncent une
belle âme , digne en tout de son créateur. Par contraire , on doit s'attendre à beaucoup de fatigues , à
beaucoup de peines , à beaucoup de chagrins , si la
personne qu'on a mis en état de somnambulisme , est
hautaine , orgueilleuse , acariâtre , jalouse , passion-
née , et d'une conduite peu régulière : car des vices
de conformation pourraient bien amoindrir et même
empêcher totalement la lucidité, mais ils ne sont
point aussi redoutables que les vices du cœur.

DE LA DIFFÉRENCE DU SEXE. Il faut être bien sûr
et de soi et de la personne que l'on magnétise pour ne
pas redouter les périls que dans les opérations magnétiques produit naturellement la différence du sexe.
La disproportion d'âge et non celle des conditions
peut seule, sinon les faire disparaître , du moins les
rendre moins imminens. La personne qui veut magnétiser doit donc faire tout ce qui dépend d'elle ,
pour trouver une personne de son sexe qui condescende
à ses desseins charitables. Dans le cas contraire, elle
ne doit opérer qu'en présence d'une personne du sexe

différent du sien , qui puisse, le cas échéant , donner
au somnambule les secours qu'elle ne pourrait admi-
nistrer elle-même sans inconvenance.

Le résultat ordinaire de l'action magnétique est de
faire naître entre ceux qui , ont à cause , d'elle des
rapports si intimes , des sentimens de bienveillance et
d'affection. C'est principalement alors que pour retenir
ces sentimens dans leurs bornes , il faut, si l'on veut
demeurer irréprochable , se méfier de soi, redouter
les impressions qu'on reçoit , les émotions qu'on
éprouve, s'élever par la foi , vers Dieu témoin et juge
de nos œuvres , et marcher en sa présence , afin de
n'être pas confondu. Que si malgré ces précautions ,
on prévoyait une chute causée par l'irritation des sens
et la véhémence des passions , il vaudrait mieux tout
abandonner et préférer, ou de demeurer malade si on
l est, ou de ne point coopérer à la guérison des autres
si on ne l'est pas , plutôt que de se causer dans l'ordre
du salut , un préjudice notable.

De ce qui précède il s'ensuit , que dans le traitement magnétique, on ne doit se permettre, ni tolérer
dans les autres , nulle immodestie quelque légère
qu'elle soit, nulle parole libre ni équivoque ; que
l'on doit éloigner de soi très-soigneusement toutes pensées , tous désirs qui tendraient à un but coupable, et
qui par cela même qu'elles détournent l'attention du
but principal, deviennent nécessairement funestes.
Cela prouve encore que dans toute maladie dont le traitement est fort long, le magnétisme entre personnes de
sexes différens , est d'ordinaire , non-seulement dangereux , mais encore inutile, lorsqu'on ne trouve
pas dans l'un et l'autre individu , pureté de mœurs et
sévérité de principes ; et que le père,ou le mari, et
en cas d'absolue nécessité , le frère , sont les seuls qui
puissent, sans péril et avec succès, s'occuper long-
temps de la guérison d'une femme intéressante et
jeune.

DU LOCAL. Il faut que l'endroit où l'on magnétise
soit faiblement éclairé ; un jour brillant distrait trop
la personne magnétisée. Si l'opération a lieu pendant

la nuit, on doit placer la lampe de manière que celle-ci ne la voie point. Un appartement éloigné de tout bruit tumultueux est le plus convenable. Il est encore important d'éviter qu'aucune commotion soudaine et imprévue ne vienne déranger le somnambule lorsqu'il a propension au sommeil. On doit donc, jusqu'à ce que l'état magnétique se soit déclaré, éviter de parler et de macher dans l'appartement, et de plus, veiller à ce qu'il ne se fasse pas du bruit dans l'appartement supérieur.

DES DISPOSITIONS PRÉPARATOIRES. La personne qui doit être magnétisée sera toujours assise commodément, et dans un fauteuil si la chose est possible, afin qu'elle puisse appuyer son corps et sa tête si elle le désire. Il faut qu'elle soit vêtue avec décence, et de manière à n'avoir ni chaud ni froid. Dans l'hiver il est nécessaire qu'il y ait dans l'appartement du feu, et une chaufferette pour la lui donner si elle la demande. En tout temps il convient d'avoir sous la main ce qui est nécessaire pour lui faire prendre de l'eau sucrée ou chaude ou froide.

Une chose infiniment importante, c'est que le magnétiseur et surtout le magnétisé, soient ou à jeun, ou du moins que leur digestion soit tout-à-fait terminée lorsque l'opération commence. Nous avons vu des événemens bien fâcheux, survenus à des personnes qui avaient imprudemment violé cette prescription essentielle.

Enfin, les personnes craignant Dieu, se prépareront à l'action magnétique par la prière. Si, comme elle doit l'être, celle qu'ils adresseront alors à l'Être suprême est sincère, elle éloignera d'eux beaucoup de dangers.

DES SPECTATEURS. Ils doivent être peu nombreux et bien choisis. On n'admettra point des curieux, ni des gens qui se moquent du magnétisme, des magnétiseurs et des magnétisés, ni des personnes d'une conduite scandaleuse. A plus forte raison évitera-t-on d'opérer dans des lieux publics, et de donner un somnambule en spectacle. Agir autrement, c'est l'exposer à des crises épouvantables, à des mécomptes dont l'auteur d'une telle faute aurait à rougir, peut-être même à la perte irrévocable de toute lucidité.

DE LA VOLONTÉ. La volonté est nécessaire dans le magnétiseur comme dans le magnétisé; par elle on produit ou l'on éprouve tous les effets de l'action magnétique, quoique l'on ne croie point à l'efficacité du pouvoir de cet agent. Et ce fait est rationnel, en ce que, pour que le magnétiseur communique son fluide, il suffit qu'il veuille le communiquer, et pour que le magnétisé en éprouve les effets, il suffit encore qu'il demeure passif, et ne le repousse pas. La confiance à l'efficacité du magnétisme n'est conséquemment nullement nécessaire pour amener le sommeil magnétique; mais elle l'est quand il s'agit d'opérer une guérison, ou de soulager par l'action magnétique un être souffrant; mais dans ces deux cas, elle ne l'est que parce que, pour obtenir l'un ou l'autre résultat, il faut cette volonté persévérante que la confiance seule peut donner. Et ce théorème, que nous pouvons donner pour constant, prouve que dans tous les phénomènes magnétiques, l'homme n'est, en réalité, qu'un agent bien secondaire.

Néanmoins, l'homme paraît être un agent nécessaire pour causer le premier sommeil magnétique artificiel (*). et prédisposer ainsi à des sommeils semblables. Il faut donc que lorsque le magnétiseur veut obtenir ce résultat, il ait une volonté bonne et constante : si par légèreté ou par tout autre motif, elle faiblissait ou se détériorait, il perdrait ses forces et n'obtiendrait aucun succès.

DE L'INTENTION. Pour que la volonté soit bonne, il faut nécessairement que l'intention soit louable, et celle-ci est nécessaire soit au magnétiseur soit au ma-

---

(*) Nous appelons artificiel le sommeil causé par l'influence de l'homme, parce que ce n'est que par sa cause qu'il diffère du sommeil magnétique naturel. Car il est constant que les personnes qui tombent en somnambulisme sans avoir été magnétisées, possèdent les mêmes facultés que les autres, et que leur état présente absolument les mêmes phénomènes.

gnétisé. Si l'un ou l'autre ont le malheur de se faire illusion à ce sujet, et de chercher par le magnétisme ce qui doit nuire au prochain ou bien offenser Dieu, ils doivent s'attendre à tomber d'erreur en erreur, de faute en faute, et à ne recueillir en fin de compte que des regrets.

On ne saurait donc trop se prémunir contre toutes les tentatives que la concupiscence peut faire pour arriver à ses fins, ni désirer avec trop d'ardeur et uniquement, tout ce qui est honorable et bon, non-seulement devant les hommes, mais encore devant Dieu. En agissant ainsi, on est certain de ne point s'égarer.

DES PROCÉDÉS. Quelque méthode que l'on suive pour amener le sommeil magnétique, les résultats sont à peu près les mêmes; on peut même diversifier les procédés selon les circonstances, à moins que cela ne convienne point au sujet magnétisé; car dans ce cas il faut agir de la manière qui lui est agréable, sans toutefois blesser les convenances, et en ayant soin d'éviter tout ce qui pourrait paraître extraordinaire aux spectateurs.

Une chose essentielle c'est d'éviter de vouloir faire des tours de force, et d'habituer peu à peu le sujet magnétique à l'action du fluide; on prévient par là tout accident fâcheux; ainsi nous conseillons, lorsqu'on veut produire le somnambulisme, de ne soumettre d'abord le sujet choisi que pendant peu de temps à l'action magnétique; d'augmenter peu à peu la durée des séances, et de ne consentir à ce que le magnétisé demeure dans le sommeil magnétique, que sept à huit jours après avoir commencé cette opération. De le laisser ensuite s'habituer à cet état, et s'y complaire avant de lui faire des questions nombreuses et difficiles. En agissant ainsi on est certain d'avoir des somnambules très-clairvoyans, et dont la lucidité sera de longue durée.

En commençant ces opérations on doit, après avoir fait asseoir commodément la personne qu'on veut magnétiser, se placer vis-à-vis d'elle, de manière que les genoux du magnétisé soient entre ceux du magné-

tiseur, et que les pieds de celui-ci soient à côté de
ceux du magnétisé, sans que néanmoins il y ait contact; prendre ensuite rapport avec elle, ce qui se fait
en plaçant entre le pouce et l'index de chaque main l'un
des pouces du magnétisé, de manière que l'intérieur
des pouces de l'un soit en contact avec l'intérieur des
pouces de l'autre. On doit demeurer dans cette situation cinq ou six minutes; pendant ce temps, le magnétiseur regardera constamment le magnétisé.

Après cela, le magnétiseur posera ses deux mains
sur la tête du magnétisé, non point pour accumuler
le fluide dans la tête, mais avec l'intention formelle
et actuelle d'établir la circulation du fluide, et
de le répandre par la tête dans toutes les parties du
corps. Après les y avoir laissées pendant quelques
minutes, il les abaissera en les passant extérieurement
le long du corps depuis la tête jusqu'aux genoux,
en touchant légèrement la tête, les bras et les autres
parties du corps; il les relèvera ensuite sur la tête
pour renouveler les mêmes mouvemens, qui s'appellent *passes*. Après avoir fait cela pendant quelques
minutes, il placera de nouveau ses pouces contre ceux
du magnétisé, les gardera ainsi pendant quelque
temps, et renouvellera ensuite les opérations déjà
indiquées.

Il aura soin de demander de temps en temps à la
personne magnétisée comment elle se trouve. Si elle
est bien, il continuera jusqu'à ce que les effets magnétiques soient apparens, et se déclarent par la propension au sommeil, et autres signes qui varient suivant les individus. Si elle se trouve mal à son aise, il
faut s'arrêter, et dans l'un et l'autre cas la dépouiller
de l'excédant du fluide magnétique accumulé sur elle:
pour en venir à bout, on agit de la manière suivante:

On fait mettre la personne debout, et l'on fait des
passes de la tête aux pieds, en ayant soin de tenir les
creux des mains en dehors, lorsque celles-ci sont près
du sol, et de la même manière qu'on ferait si l'on
voulait repousser loin de soi un corps solide. Il faut
faire ces passes sur tout le corps; d'intervalle à inter-

valle, s'arrêter vers les reins, porter les mains en dehors avec rapidité, et à la fin de chaque passe secouer la main comme si on voulait la débarrasser d'une poussière ; si la tête de la personne magnétisée est pesante, on fait des passes depuis les genoux jusqu'aux pieds afin de dégager la tête ; et au besoin, on fait cette opération après l'avoir conduite dans un autre appartement. Toutes ces passes doivent se faire de haut en bas, et jamais de bas en haut. Cette manière d'opérer pourrait amener de graves inconvéniens.

Il est des circonstances où, au lieu de terminer les passes aux genoux, on les continue jusqu'aux pieds, ce qui s'appelle magnétiser à grands courans. Nous avons éprouvé que lorsqu'on les fait en forme d'ellipse de la tête aux genoux, leur action est prompte et puissante ; alors chaque main forme une ellipse ; on doit seulement avoir soin que le creux de la main qui, en descendant de la tête aux genoux, est tourné vers le malade, soit, en formant la partie ascendante de l'ellipse, tournée en dehors.

La première séance suffit d'ordinaire pour établir complètement le rapport entre le magnétiseur et le magnétisé ; on s'en apercevra dans la seconde séance ; les effets de l'action magnétique y seront plus prompts et plus sensibles, et le deviendront chaque jour davantage. Le magnétiseur devra dès lors mettre à profit les observations qu'il aura faites sur la personne magnétisée. Ainsi, dans le cas où il se serait aperçu qu'elle est extrêmement sensible à l'action magnétique, il fera les passes à distance ; il posera les mains au-dessus de la tête et sans la toucher, et se bornera à prendre rapport de temps en temps, en unissant ses pouces à ceux de la personne magnétisée ; ce changement n'opérera point de diminution dans l'efficacité de l'opération magnétique, mais au contraire, il l'augmentera, et l'on se débarrassera d'un obstacle en l'évitant.

Dès la seconde séance on peut commencer à isoler la personne magnétisée en lui fermant les yeux, si

toutefois ceux-ci ne se ferment pas d'eux-mêmes.
Pour produire cet effet, on pose les mains sur les
tempes, et avec les pouces on fait des passes sur les
yeux, en partant de la racine du nez jusqu'au haut de
l'orbite de l'œil. La même opération faite avec une
intention contraire ouvre les yeux des somnambules
quand on veut les éveiller; elle est toujours utile,
même quand ceux-ci s'éveillent au simple commande-
ment du magnétiseur.

Il est bon ensuite pour hâter le sommeil magnétique
de concentrer le fluide vers le creux de l'estomac; il
est convenable de se servir pour cela d'une baguette de
verre ou d'acier. Nous indiquerons la manière de s'en
servir; mais si l'on n'en a point, on rapproche les doigts
de chaque main, et on les présente par la pointe vers
le creux de l'estomac; de temps en temps on les réunit
à la racine de chaque pouce, après quoi on les étend,
et par un mouvement rapide on racle la surface inté-
rieure de chaque pouce, comme si on voulait en enlever un corps étranger, et le jeter sur la partie du
corps vers laquelle on veut diriger le fluide. Cette
manière d'opérer est très-avantageuse, et se pratique
aussi pour toutes les autres parties du corps.

Ces procédés doivent être continués, jusqu'à ce que
la personne magnétisée tombe dans le sommeil magnétique; on peut s'il y a difficulté à amener cet état,
employer les auxiliaires magnétiques que nous allons
indiquer.

DES AUXILIAIRES MAGNÉTIQUES. Rien ne prouve
mieux l'existence du fluide magnétique que la faculté
que possède l'homme de le concentrer sur des corps
inanimés, qui le deversent ensuite sur les personnes
soumises à l'action magnétique. Ce sont comme des
réservoirs que l'on remplit et que l'on vide à volonté.

Les *arbres* sont les plus puissans de ces auxiliaires;
on les magnétise en faisant des passes sur leurs troncs,
et ensuite au moyen d'un miroir, avec lequel on réfléchit sur eux les rayons du soleil, dont on se sert
comme de conducteurs du fluide magnétique. Cette
opération doit se renouveler pendant quatre ou cinq

jours , avant de placer sous l'arbre ceux à qui l'on
veut faire éprouver son influence ; il suffit alors de
les mettre en rapport avec l'arbre soit par le contact
continu , soit au moyen d'une corde ; il ne faut point
se servir des arbres dont le suc est caustique et véné-
neux , ou dont l'ombre est dangereuse : ainsi le noyer,
le figuier, le laurier rose ne doivent pas être employés.
Tandis que l'on peut sans crainte user du chêne , du
pin , de l'orme, du tilleul , de l'oranger, et du frêne.

Les *baquets* étaient en grande vogue du temps de
Mesmer. On appelle ainsi une caisse de bois plus ou
moins grande, contenant des bouteilles remplies d'eau,
du sable , de la limaille de fer, du verre pulvérisé, le
tout bien magnétisé. Pour en faire usage on met en
communication au moyen de fils de fer , l'eau con-
tenue dans les bouteilles avec les autres substances ,
et au moyen d'un conducteur commun , on établit le
rapport avec ceux que l'on veut influencer ; on trouve
une force moindre , mais utile dans une grande bouteille pleine d'eau et disposée comme la *bouteille de
Leyde.*

On magnétise l'eau des bouteilles par des passes de
haut en bas , faites sur chaque bouteille ; on passe
ensuite circulairement la main au fond de la bouteille,
pour ramasser le fluide , et on le verse dans la bouteille , en présentant au goulot de celle-ci la pointe
des doigts, et raclant ensuite avec eux la partie inté-
rieure du pouce. Cette opération doit être répétée
plusieurs fois ; enfin par l'insufflation dans la bouteille;
les autres substances se magnétisent , soit par des
passes faites sur elles, soit en poussant des deux mains
le fluide sur elles , de la même manière que nous
l'avons déjà indiqué , et que l'on emploie toutes les fois
que l'on veut magnétiser des objets que l'on ne peut
point toucher.

La *baguette* est un cône allongé d'environ un pied
de longueur , ayant à l'une de ses extrémités de
quatre à cinq lignes de diamètre , et à l'autre un peu
moins de la moitié. Pour s'en servir on place le gros
bout dans le creux de la main gauche , et on la retient

dans cette position par les cinq doigts de la même main,
qui étant allongés la touchent par leurs extrêmités ;
alors avec les cinq doigts de l'autre main que l'on
fait glisser sur elle, on pousse le fluide vers le lieu où
on veut le faire agir.

Les auxiliaires vivans sont ceux qui, sans contredit,
procurent le secours le plus puissant ; mais avant de
les employer il faut être aussi certain d'eux qu'on l'est
de soi-même ; autrement au lieu d'avantages, on ne
retirerait que des inconvéniens.

Ainsi la *chaîne* ; elle se compose des personnes
formant un cercle, à l'une des cordes duquel se trouve
la personne que l'on veut influencer ; toutes se tiennent par la main, et chacun de leurs pouces est en
contact, avec l'un de ceux de ses voisins ; ce qui fait
que celui qui se trouve à la droite de la personne que
l'on veut influencer est en contact avec elle par le
pouce de sa main gauche, et celui qui est à sa gauche,
y est ausi par le pouce de sa main droite.

Mais pour que la chaîne soit utile, il faut que tous
ceux qui la composent prennent un tendre et vif intérêt
à la personne magnétisée. Qu'ils jouissent tous d'une
santé parfaite, et qu'aucun ne contrarie l'action du
magnétiseur, en voulant exercer une influence particulière ; or, comme toutes ces conditions ne peuvent
se trouver réunies qu'entre parens ou amis intimes, ce
n'est que dans ce cas qu'on doit l'employer ; alors
cette réunion ayant les mêmes désirs, la même volonté que le magnétiseur, celui-ci opère avec plus
d'énergie et conséquemment avec plus de succès.

Au reste, d'après notre théorie, tous ces auxiliaires
sont inutiles lorsque le somnambulisme est déclaré.
Ce ne peut donc être que lorsque le fluide magnétique
est employé comme moyen curatif que l'on doit avoir
recours à eux, même en les modifiant.

Ainsi un magnétiseur qui se sent peu de forces, peut
appeler à son secours une des personnes présentes,
ayant les conditions requises pour magnétiser ; celle-ci
pose ses deux mains sur les épaules du magnétiseur,
et s'unit avec lui d'intention et de volonté : le magné-

tiseur s'il est seul, peut lui-même reprendre ses forces, en se plaçant au soleil, et faisant sur lui-même des passes avec ses deux mains ; ces passes commenceront à l'extrêmité de chaque main, suivront les bras, et de l'épaule descendront aux hanches, de sorte que les lieux sur lesquels se prolongeront les deux passes, formeront sur le devant du corps du magnétiseur, comme deux écharpes croisées. L'intention soutenue de celui-ci, attirera sur lui tout le fluide environnant, et il pourra continuer ses opérations magnétiques avec facilité, et sans le secours d'autrui.

DE L'HEURE ET DE LA DURÉE DES SÉANCES. Il faut autant que possible magnétiser les somnambules au même endroit, et ne point changer l'heure des séances sans leur consentement formel. Pour cela, le magnétiseur doit, dès le commencement de la lucidité, demander au somnambule, non-seulement quelle doit être la durée de la séance commencée, mais encore quel jour et à quelle heure il désire être encore placé dans le sommeil magnétique. Sans cette précaution on fatiguera les somnambules sans avantage, car il est probable qu'étant endormis à l'heure non désignée, ils seront privés de la lucidité. De plus, ils se dépiteront, et il serait alors bien possible qu'ils perdissent toute lucidité, même pour ce qui les concerne personnellement. Ce ne doit donc être qu'après qu'un somnambule a déclaré expressément qu'on peut l'endormir, et qu'il y verra à toute heure, que l'on peut s'écarter de la règle précitée.

DIRECTION DES SOMNAMBULES. Prudence, confiance, courage et charité, voilà les qualités que doit posséder un magnétiseur pour diriger avec succès ses somnambules ; car les phénomènes dont il peut être témoin sont de nature à être variés à l'infini, et à offrir en même temps et des obstacles et des dangers.

On ne doit donc point endormir un somnambule sans motifs, à un lieu, ni à une heure qu'il n'aurait pas indiqués lui-même. Il est bien encore de ne point le mettre trop fréquemment dans cet état, de ne l'y point laisser trop long-temps, sans une évidente né-

cessité, autrement il deviendrait habituel, et dégénè-
rerait en une infirmité.

Il ne faut point considérer comme des oracles toutes
les réponses des somnambules. Le défaut de lucidité et
mille autres causes peuvent les induire à erreur. Il
faut donc, si l'on s'aperçoit qu'il se trompe, le lui
faire remarquer en peu de mots et avec charité, et
sûrement il finira par reconnaître son erreur.

Il n'est point convenable de faire des expériences
pour s'assurer de la lucidité d'un somnambule, ni du
degré d'influence que l'on exerce sur lui, surtout en
le portant à donner des signes qui ne sont, intrinsèquement, que des niaiseries ; cela décourage le somnambule, l'avilit à ses propres yeux, et peut lui faire
perdre sa lucidité. La conviction qu'on désire avoir de
la lucidité du somnambule et de l'influence du magnétiseur, est louable et même nécessaire, mais il faut
qu'elle soit amenée par des faits, et que ces faits
viennent d'eux-mêmes.

Si le somnambule est malade, c'est d'abord de lui-
même qu'il faut le faire occuper exclusivement. Et si
après cette consultation faite pour lui-même il désire
d'être éveillé, il faut se rendre de suite à ses désirs.

Toutes les fois qu'une question déplaît à un somnambule ou qu'il dit qu'il ne peut point s'en occuper,
il faut l'abandonner aussitôt, à moins que la chose ne
l'intéresse lui-même, ou ne soit intrinsèquement importante ; car il arrive que des somnambules voient
avec indifférence dans l'état magnétique ce qui, dans
leur état ordinaire, leur fait la plus vive impression. Il
faut alors leur faire apercevoir leur tort en influençant leur volonté, et ils ne tardent point à revenir à
eux-mêmes.

Les somnambules sont d'ordinaire très-discrets, ne
découvrent ni leurs secrets, ni ceux d'autrui, que
dans l'état magnétique ils sont à même de connaître ; il
faut respecter ce penchant, ne point permettre en
leur présence ni médisances ni calomnies, et à plus
forte raison tout ce qui, de près ou de loin, se ratta-
cherait à la haine et à des désirs de vengeance ; la

peine qu'ils en éprouveraient pourrait leur être funeste, attendu que dans cet état leur sensibilité est excessive.

Le magnétiseur doit avoir continuellement l'œil sur son somnambule, et ce n'est que lorsque l'expérience lui a prouvé qu'il est en état de se diriger lui-même, qu'il doit s'éloigner de lui et le laisser dans cet état.

Si le somnambule est malade, il importe beaucoup de lui inspirer une grande confiance en Dieu, et une soumission entière à sa sainte volonté, car il serait possible qu'il prévît et sa mort, et tout ce qu'il aura à souffrir durant sa vie. Si la chose arrivait, et qu'il en fut affecté, il faut l'éveiller, après avoir, toutefois, pris son consentement, et lui en avoir fait sentir la nécessité. On doit agir de même s'il voit des objets qui le troublent, l'effraient, et lui causent des émotions dangereuses. Et si le somnambule est bien portant, il conviendrait dans ces derniers cas de l'éveiller malgré lui.

Il ne faut point rapporter aux somnambules ce qu'ils peuvent avoir dit, fait, ou vu dans l'état magnétique, et qui, dans l'état de veille, pourrait les peiner. Il convient donc de ne parler de ces choses à personne. Au surplus, un bon somnambule fait connaître à son magnétiseur ce qu'on doit lui laisser ignorer. Quand il ne le fait pas, celui-ci doit suppléer à cet oubli.

Quant aux douleurs physiques que le somnambule éprouverait, si elles étaient la suite nécessaire du somnambulisme, il faudrait l'éveiller sur-le-champ, après toutefois lui avoir demandé ce qu'il faudra faire pour les calmer. Si elles sont étrangères à l'état magnétique, il faut agir, pour les faire diminuer ou disparaître, en suivant les prescriptions du somnambule. Mais si celui-ci n'a pas de lucidité, il vaut mieux l'éveiller, après lui avoir demandé quand il pourra être consulté avec fruit sur sa situation.

S'il est nécessaire de conduire le somnambule dans les champs pour chercher des herbes salutaires, il faut, ou le laisser dans l'état sémi-magnétique, ou

l'éveiller avant le départ, sauf à l'endormir encore
quand on sera arrivé au lieu qu'il aura indiqué. Mais
il faut éviter de lui faire faire ces courses quand le
temps est froid et humide, et suivre en tout ce qu'il
ordonnera de lui-même.

Il est bon de prendre note exacte de l'heure indiquée par le somnambule pour les séances, ainsi que
des remèdes qu'il prescrit et du mode de préparation
de ceux-ci ; mais avant de les employer il est convenable de les soumettre à l'examen d'un homme de
l'art, à moins qu'on ne soit certain de leur innocuïté.

En toutes choses, le magnétiseur doit être plein
d'égards pour le somnambule ; ne point se laisser abat-
tre par les accidens qui pourraient survenir ; mais s'il
en survient, redoubler de courage et de confiance en
Dieu, faire partager ces sentimens au somnambule
ainsi qu'aux spectateurs, et il viendra à bout de faire
disparaître tout ce qui pourrait être nuisible.

DES ACCIDENS. Les accidens les plus ordinaires sont
les attaques de nerfs. Il faut les calmer, surtout demander aux somnambules quelle en est la cause, et
dès qu'on la connaît, la faire disparaître. Les sentimens qu'éprouvent les spectateurs en produisent souvent. Il faut alors faire sortir la personne coupable,
quelle qu'elle soit. La présence d'un autre magnétiseur, qui aurait un vouloir différent du magnétiseur,
peut aussi produire le même effet ; des odeurs fortes,
quelqu'agréables qu'elles soient, sont aussi dans le
cas de nuire. Le magnétiseur doit donc tout prévoir
et tout réparer.

Il arrive aussi qu'un somnambule éprouve des para-
lysies ou totales ou partielles, et même une insensi-
bilité totale. Il faut alors attendre, agir par la volonté,
et ces accidens disparaîtront d'eux-mêmes ; si le somnambule conserve la faculté de parler, il indiquera
lui-même au magnétiseur ce qu'il devra faire, et
celui-ci devra s'y conformer.

Enfin il est des somnambules qui font des songes
magnétiques ; ils parlent seuls, ils gesticulent, ils pleu-
rent. Il faut bien se garder alors de les interrompre,

de les toucher ; la moindre imprudence pourrait les éveiller en sursaut et leur être funeste ; il faut donc attendre ; car le somnambule sortira de cet état quand son rêve sera fini , et le racontera exactement.

Nous bornons là nos observations à ce sujet. L'expérience apprendra ce qu'il serait trop long de détailler.

CONSULTATIONS DES MALADES. Il ne faut présenter à un somnambule un malade , qu'après avoir obtenu son agrément spécial, et n'en présenter qu'un à la fois.

Après que le malade a pris rapport , il faut laisser au somnambule le temps de l'examiner attentivement; quand il l'a fait il convient de s'éloigner d'eux , afin qu'ils puissent , s'ils le désirent , s'entretenir à voix basse. Le magnétiseur doit se borner alors à exercer son influence sur le somnambule et sur le malade , afin que ce qu'ils feront l'un et l'autre soit utile et bon ; mais s'ils désirent qu'il demeure auprès d'eux il doit le faire , et les aider de ses conseils surtout s'il est médecin.

Quand la consultation est finie , et qu'on a pris note de ce qui a été prescrit , le malade doit se retirer ; alors le magnétiseur interroge sur le compte du malade le somnambule , qui termine la consultation , en disant au magnétiseur ce qu'il n'a pas dû dire au malade. Le magnétiseur n'oubliera point que ce qu'il apprend de cette manière est un secret, (qui ne doit être connu que de ceux à qui sa communication peut être utile. Les questions qu'il adressera au somnambule , ne seront donc jamais répréhensibles.

QUESTIONS A FAIRE AUX SOMNAMBULES. Nous avons déjà fait observer qu'il ne faut point faire aux somnambules des questions oiseuses et moins encore indiscrètes , mais il en est que dans son propre intérêt, on ne doit pas omettre , car leur sensibilité est si exquise , que si le magnétiseur expérimenté les observe attentivement comme il doit le faire, il connaîtra par leur physionomie , par leur maintien, les peines qu'ils peuvent avoir ; il se hâtera donc de chercher à les connaître , pour les en délivrer.

On ne se bornera donc pas dans ces circonstances à dire en passant, qu'avez-vous ? que vous sentez-vous ? qu'est-ce qui vous inquiète ? mais on insistera avec affection pour avoir une réponse positive, et sûrement on l'aura si on sait profiter de son influence ; pour ôter tout prétexte, il faut, s'il y a des spectateurs, parler à voix basse, et au besoin les faire retirer ; car lorsqu'un somnambule est dans l'état magnétique on ne saurait prendre trop de précautions pour le préserver de toute commotion, de toute inquiétude, de toute douleur soit physique, soit morale, et plus d'un accident fâcheux arrive, pour avoir négligé de faire attention à eux.

Il est encore avantageux de les interroger, sur les procédés que l'on emploie pour les endormir, et surtout pour les éveiller, attendu que lorsqu'ils ne le sont que d'une manière incomplète, il peut leur en mésarriver. C'est pourquoi, quand on se voit vers la fin de la séance, et avant que le somnambule perde sa lucidité, il faut lui demander ce qu'il faut faire pour l'éveiller et le dépouiller tout-à-fait du fluide; et cette question doit être répétée à chaque séance ; car ce qui aujourd'hui amène sur le champ ce résultat, sera tout-à-fait impuissant demain. Il est inutile d'observer que l'on doit faire ce que prescrit le somnambule, quelque insolite qu'il paraisse. On verra que pour cet objet, il ne se trompe jamais.

Il convient aussi de lui demander en particulier, s'il n'a aucun conseil à donner au magnétiseur, et s'il ne veut pas charger celui-ci de lui faire quelques recommandations après son réveil, relativement à sa conduite personnelle. Si le somnambule sait écrire, et qu'il veuille et puisse le faire, il est plus utile de lui faire écrire ces observations qu'on lui montre à son réveil.

Le somnambule ne sera point interrogé en particulier et à voix basse, par autres personnes que par les malades, encore le magnétiseur veillera-t-il sur lui; et s'il s'apercevait que cet entretien émeut trop vive, ment le somnambule, il s'empressera de l'interrompre de manière néanmoins à ne peiner personne.

Ces observations pourront paraître minutieuses, mais l'expérience prouve qu'en accablant de questions inutiles, imprudentes, un somnambule, on nuit essentiellement à sa lucidité, et qu'on le porte à n'être pas toujours véridique. Tout magnétiseur ne saurait donc trop veiller sur cet objet.

OBSERVATIONS DIVERSES. Nous réunissons sous ce titre les observations qu'il nous eût été difficile de classer.

Quand un somnambule malade perd, après sa guérison, toute lucidité, il faut l'abandonner totalement. Il faut agir de même à l'égard de ceux qui, après être tombés dans l'état magnétique, ou n'auraient point de lucidité, ou n'en posséderaient qu'une faible et douteuse.

Lorsqu'on veut guérir ou diminuer par le magnétisme un mal local, il faut faire des passes, ou frictions magnétiques sur la partie souffrante, y accumuler le fluide, et l'entraîner ensuite vers les extrémités du corps pour l'en faire sortir. Souvent il emporte avec lui la cause du mal, et le fait cesser. On peut sans inconvénient et avec espoir de succès, employer ce moyen, toutes les fois qu'il y a congestion de sang ou d'humeurs, sans lésion essentielle des organes. Si celle-ci existait, il faut absolument s'en abstenir.

On retire un grand secours pour la guérison des maladies, de l'usage des boissons, des alimens, et même des remèdes magnétisés. Cette opération peut être faite par toute personne ayant les qualités requises pour être magnétiseur. Mais si le malade est soumis à l'action magnétique, il vaut mieux qu'elle soit faite par son magnétiseur.

Le malade qui consulte un somnambule ne doit point l'interroger, ni lui faire connaître le mal dont il est atteint et les causes qui peuvent l'avoir produit; il doit attendre ce que lui dira le somnambule. Si celui-ci lui décrit avec vérité la maladie dont il est atteint, lui dit quand, comment et de quelle manière elle a commencé; lui détaille les maux qu'elle lui fait endurer, et surtout lui en dévoile la cause, la lucidité du somnambule est parfaite, et l'on peut sans crainte

suivre ses prescriptions. Mais si avant de prononcer ,
il interroge, s'il tatonne sur la nature et la cause du
mal , il faut s'en méfier.

La plupart des accidens qui arrivent dans le somnambulisme viennent de la faute des magnétiseurs ,
qui veulent le pousser trop loin , et obtenir par lui des
résultats non ordinaires. On s'en garantit en cherchant
constamment , ce qui est utile et non ce qui est
merveilleux.

Il est avantageux d'avoir confiance au somnambule
que l'on consulte, mais elle ne doit point être aveugle,
et surtout telle que l'on croit qu'il sait tout , qu'il
connaît tout, et qu'il peut remédier à tout. La confiance ne doit point conduire à la crédulité ; l'autant
plus que l'expérience prouve qu'il n'y a point de
somnambule, quelque lucide qu'il soit , qui ne se
trompe. C'est pour prévenir les suites de ces erreurs,
que le magnétiseur a besoin de prudence , et qu'il est
à désirer qu'il soit en même temps médecin. Car
le magnétisme peut produire sur le magnétisé des
effets , tels que la présence d'un homme de l'art soit
absolument nécessaire, pour en connaître la cause et
la faire cesser.

CONCLUSION. Nous terminons ces observations qui,
quoique très-imparfaites, peuvent néanmoins être
utiles, en conseillant à tous ceux qui voudraient s'occuper de magnétisme, à ne point le pratiquer avant
de le connaître parfaitement, non-seulement par la
théorie, mais encore pour en avoir suivi les expériences
faites par des gens expers. Nous les engageons à
méditer l'instruction pratique, par M. Deleuze, et
les autres ouvrages de cet estimable auteur, et surtout
à ne chercher dans cette science, que les consolations
que l'homme éprouve toutes les fois qu'en soulageant
les maux de son prochain, il est à même de le porter
à bénir son Créateur, et de le glorifier lui-même.

FIN DES NOTES.

AVIGNON. — Imprimerie de BONNET fils.

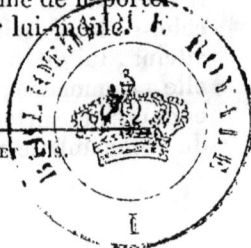

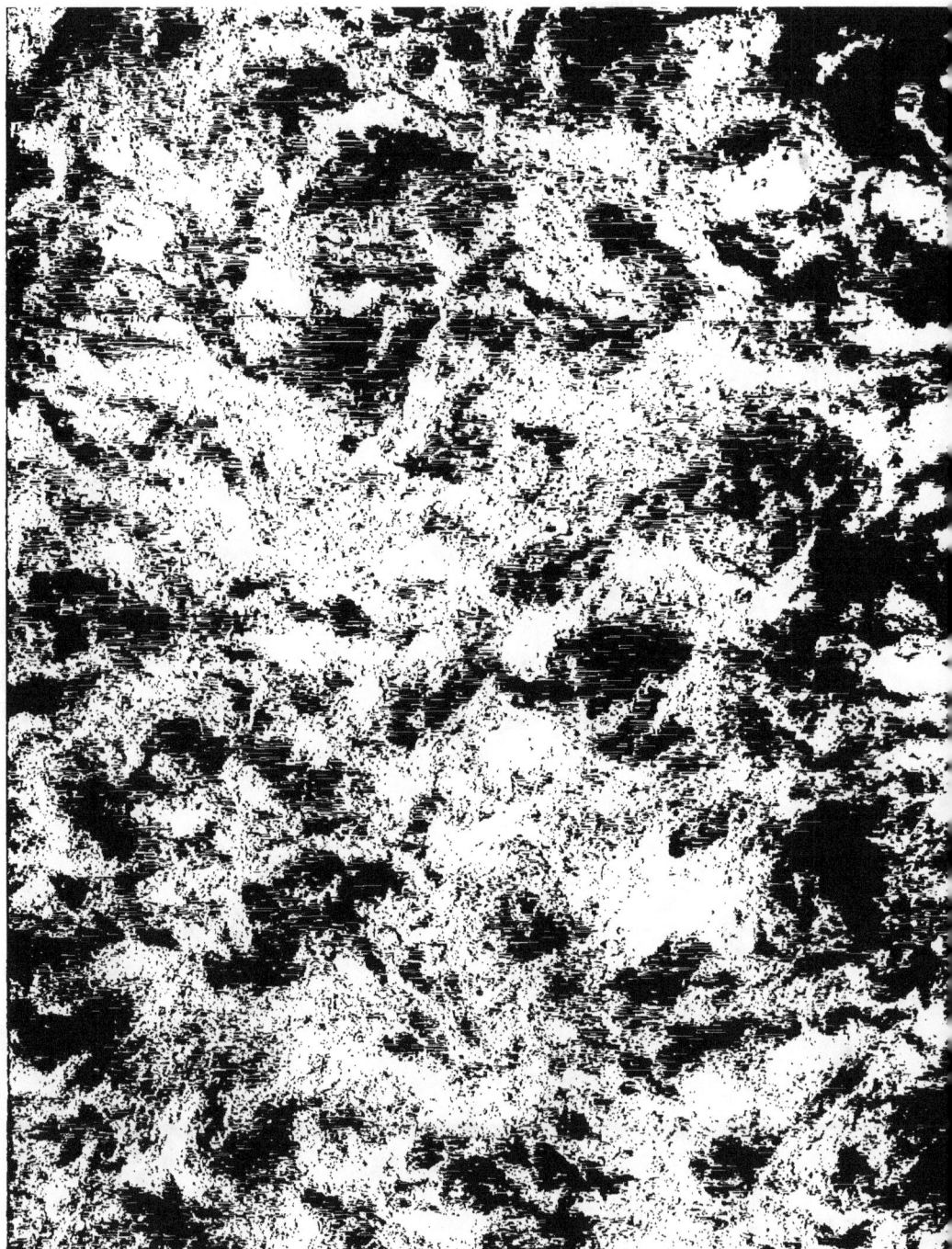

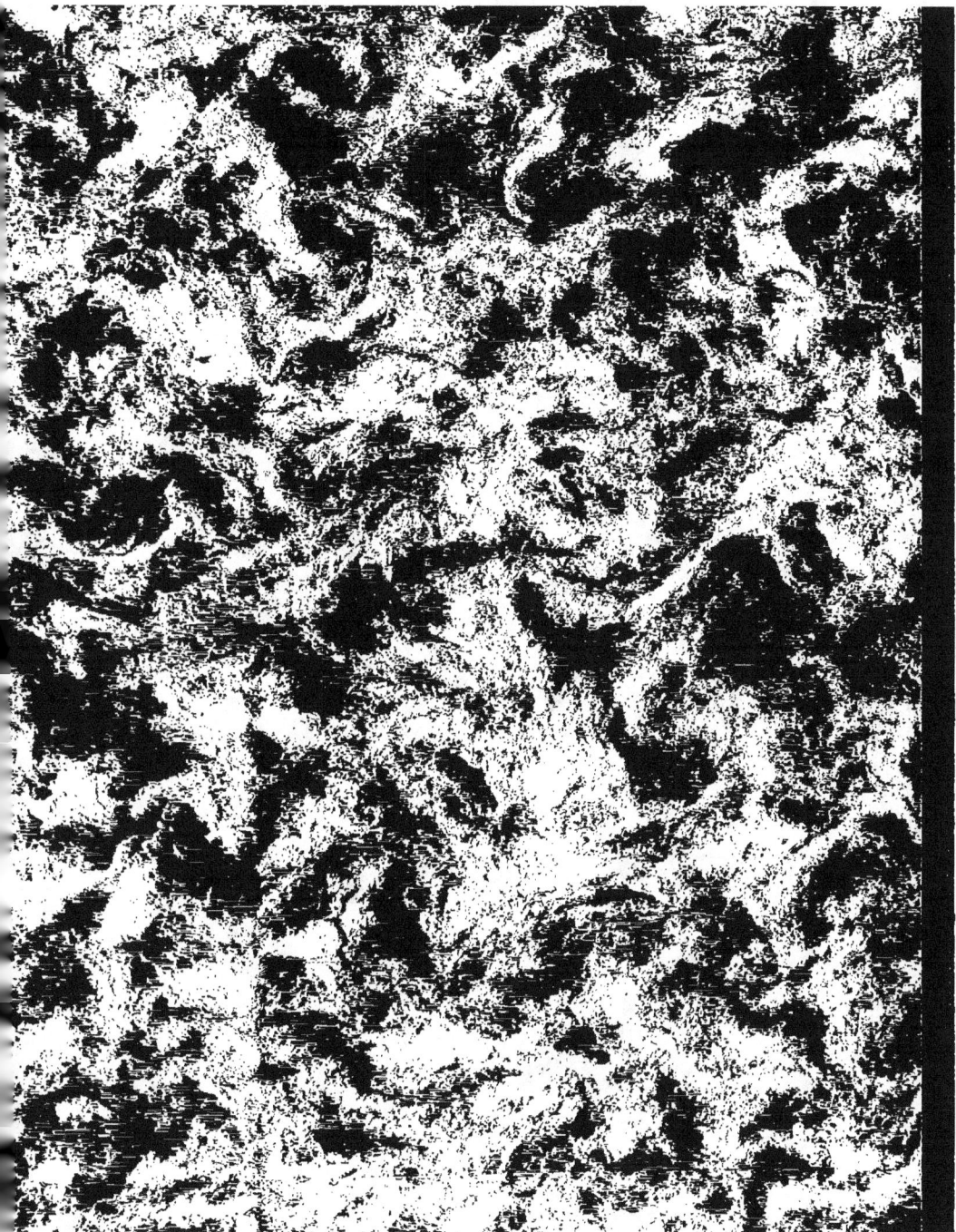

www.ingramcontent.com/pod-product-compliance
Lightning Source LLC
Chambersburg PA
CBHW061117220326
41599CB00024B/4068